RECHERCHES ANATOMIQUES ET CLINIQUES

SUR LES

GAINES SYNOVIALES

DE LA

FACE PALMAIRE DE LA MAIN

PAR

Ch.-Ed. SCHWARTZ,
Docteur en médecine de la Faculté de Paris,
Ancien interne lauréat des hôpitaux,
Prosecteur de l'Amphithéâtre d'anatomie des hôpitaux de Paris,
Membre adjoint de la Société anatomique.

Avec trois planches lithographiées.

PARIS
LIBRAIRIE J.-B. BAILLIÈRE ET FILS
19, rue Hautefeuille, près le boulevard Saint-Germain

1878

RECHERCHES ANATOMIQUES ET CLINIQUES

SUR LES

GAINES SYNOVIALES

DE LA

FACE PALMAIRE DE LA MAIN

PAR

Ch.-Ed. SCHWARTZ,

Docteur en médecine de la Faculté de Paris,
Ancien interne lauréat des hôpitaux,
Prosecteur de l'Amphithéâtre d'anatomie des hôpitaux de Paris,
Membre adjoint de la Société anatomique.

Avec trois planches lithographiées.

PARIS
LIBRAIRIE J.-B. BAILLIERE ET FILS
19, rue Hautefeuille, près le boulev. St-Germain.

1878

A LA MÉMOIRE DE MON PÈRE

A MA FAMILLE

A MES AMIS

A MES MAITRES DE L'ANCIENNE FACULTÉ DE STRASBOURG

M. LE PROFESSEUR EUG. BŒCKEL

M. LE PROFESSEUR SCHUTZENBERGER

M. LE PROFESSEUR SCHLAGDENHAUFEN

A MES MAITRES DANS LES HOPITAUX

M. LE PROFESSEUR GOSSELIN

(Internat, 1877).

M. LE DOCTEUR TILLAUX

(Internat, 1875).

M. LE DOCTEUR L. LABBÉ

(Internat, 1876).

A LA MÉMOIRE

DE M. LE DOCTEUR DEMARQUAY

(Internat, 1874).

A M. LE DOCTEUR DUMONTPALLIER

(Internat, 1876).

A M. LE DOCTEUR BARTHEZ

(Externat, 1873).

A M. LE PROFESSEUR RICHET

A MM. LES DOCTEURS DUGUET, DELENS, NICAISE
FERRAND, MARCHANT

A MM. LES DOCTEURS FARABEUF, POZZI ET RENDU

RECHERCHES ANATOMIQUES ET CLINIQUES

SUR LES

GAINES SYNOVIALES

DE LA

FACE PALMAIRE DE LA MAIN

L'anatomie et la pathologie des gaînes synoviales palmaires ont été étudiées d'une façon approfondie par des hommes si éminents qu'il semble au premier abord téméraire de s'engager sur ce terrain tant exploré, espérant y découvrir des parties nouvelles ou même obscures.

Cependant, après avoir lu les différentes descriptions des gaînes synoviales palmaires, tant anatomiques que topographiques, nous fûmes frappé de voir que certains points de leur disposition et de leur structure n'étaient pas décrits ou ne l'étaient que très-sommairement.

Un certain nombre de faits pathologiques que nous pûmes observer pendant notre internat dans les hôpitaux, faits qui se reliaient intimement à l'étude anatomique des gaînes de la face palmaire de la main, nous engagèrent à creuser le terrain.

C'est dans ce travail que nous avons l'honneur d'exposer le résumé de nos recherches.

Ce à quoi nous avons visé avant tout, c'est à mettre en relief certains points non encore élucidés de l'anatomie des séreuses de la face palmaire de la main, et à montrer autant que possible leur relation avec les phénomènes pathologiques dont elle est si souvent le siége.

Voici d'ailleurs en quelques lignes les limites que nous nous sommes tracées.

Étude anatomique, surtout au point de vue de leurs dispositions et de leurs variétés, des gaînes synoviales des fléchisseurs des doigts.

Nous appuyons cette partie de notre mémoire sur la dissection de 120 mains, dont 80 d'enfants et 40 d'adultes.

Les procédés que nous avons mis en usage pour la préparation de nos pièces sont ceux de l'insufflation légère et de l'ouverture des séreuses sur le stylet.

Une insufflation légère a pour avantages de bien montrer la forme générale, les limites de l'organe insufflé et la manière dont se comportent les tendons dans son intérieur.

Il est très-facile de se rendre compte de cette dernière disposition, grâce à la transparence du feuillet pariétal.

L'ouverture de la gaîne sur le stylet confirme les dispositions montrées par l'insufflation et donne la clef des détails si délicats de la configuration intime.

La partie histologique comprend l'étude de la structure des gaînes. Nous nous sommes surtout appliqué à la recherche de leurs vaisseaux et nerfs. Qui ne sait combien est importante, quand on parle d'inflammation d'un tissu ou d'un organe, la notion de sa vascularisation et de son innervation.

La seconde partie de notre travail est consacrée à la pathologie des gaînes synoviales de la face palmaire de la main.

Ce qui nous occupera surtout, ce sera le rôle des synoviales dans la pathogénie des inflammations profondes de la paume et de l'avant-bras.

Le rôle de la synovite dite plastique dans la limitation des inflammations suppuratives des gaînes tendineuses, dans la limitation des tumeurs soit liquides, soit solides, qui s'y développent.

Nous insisterons enfin sur certaines complications des synovites des gaînes palmaires qui ne nous ont pas paru suffisamment signalées.

PREMIÈRE PARTIE

Recherches anatomiques

Les anatomistes anciens avaient bien remarqué que les cordes tendineuses qui meuvent les doigts glissent dans un tissu spécial, excessivement lâche, qui, par sa présence, facilite leurs mouvements.

Entrevues et signalées par Duverney, Albinus, Winslow, les synoviales de la main furent étudiées par Fourcroy, Monro, auxquels succédèrent Bichat, Marchal de Calvi, Velpeau. Mais ce n'est que depuis les travaux remarquables de M. le professeur Gosselin, de Leguey, Malhieurat-Lagémard, Michon, que l'anatomie des bourses synoviales de la face palmaire entra dans une phase toute nouvelle, et que leur pathologie prit en même temps son plein développement.

Sans m'arrêter longtemps à l'historique de la question, nous citerons cependant les différentes opinions qui ont eu cours, dans la science, sur la disposition de ces séreuses si compliquées.

Les uns, comme Fourcroy, confondaient les synoviales elles-mêmes avec le tissu périsynovial, dont on les isole, en effet, assez difficilement.

D'autres, Comme Bichat, voyaient la séreuse, mais ne s'en faisaient qu'une idée très-imparfaite. Tandis que Malhieurat-Lagémard, appuyé par Petrequin, Blandin, reconnaissait une seule synoviale pour tous les tendons fléchisseurs dela main; Ollivier (d'Angers), Cruveilhier, Velpeau, en admettaient plusieurs disposées différemment suivant les auteurs.

C'est alors que les travaux de M. Gosselin et de Leguey démontrèrent qu'il y avait dans la main, annexées aux tendons fléchisseurs, deux sortes de cavités séreuses.

Les unes, limitées aux doigts, les autres, au contraire, situées dans la paume et presque dans le poignet : Les premières étant absolument indépendantes des secondes, si ce n'est celles des 2 doigts extrêmes, du pouce et du petit doigt qui communiquaient, surtout la dernière avec les gaînes de la paume de la main.

Ces dispositions permirent aux chirurgiens d'expliquer un grand nombre de phénomènes pathologiques incomplètement connus avant cela.

On étudia les variétés, on décrivit les rapports des gaînes tant digitales que palmaires, et l'on montra toute l'importance qu'elles méritaient au point de vue de l'origine, de la propagation, de la marche et des terminaisons des phlegmasies de la main.

L'article inséré par M. Polaillon, dans le Dictionnaire encyclopédique, résume très-exactement, pour ce qui concerne les gaînes synoviales, l'état actuel de la question. Malgré tous ces travaux, il règne encore une certaine incertitude sur quelques points importants de leur anatomie.

Celle qui nous a présenté le plus de faits nouveaux, ou peu connus, est la grande synoviale interne. C'est donc elle surtout qui devra nous occuper.

Les dispositions de la gaîne palmaire externe et des gaînes digitales des 3 doigts moyens ne nous ayant fourni que peu de résultats nouveaux, nous y insisterons moins.

DIVISION DES GAÎNES DE LA FACE PALMAIRE DE LA MAIN.

Les gaînes séreuses de la face palmaire de la main se divisent naturellement en :

Gaînes palmaires proprement dites.

Gaînes digitales.

Les gaînes palmair es sont le plus généralement au nombre de deux : l'une, interne, dénommée par M. Sappey carpo-phalangienne interne ; l'autre, externe, la carpo-phalangienne externe. Elles se prolongent en général dans le doigt extrême correspondant.

Les gaînes digitales sont annexées aux tendons fléchisseurs dans leur trajet dans les doigts index, médius et annulaire. Elles sont donc au nombre de trois et toujours isolées.

GAINE CARPO-PHALANGIENNE INTERNE.

Nous nous occuperons d'abord de la gaîne interne. Elle est, en effet, la plus importante, non-seulement par son étendue, mais encore par les rapports remarquables qu'elle affecte avec tous les organes contenus dans la paume de la main.

Nous passerons rapidement sur ce qui est bien connu de la disposition générale de la gaîne et de ses rapports pour nous arrêter sur certains faits dont l'importance, au point de vue pathologique. nous semble considérable.

ÉTUDE DE LA GAÎNE INSUFFLÉE.

Quand on cherche à insuffler par le petit doigt la gaîne synoviale hypothénarienne, en piquant avec un trois quart fin le feuillet pariétal de la séreuse digitale, on voit presque toujours se produire de deux choses l'une :

Ou bien l'air insufflé va jusque dans la grande cavité interne : on la voit alors se gonfler sur tout son trajet et se dessiner peu à peu.

Ou bien la grande gaîne palmaire reste absolument vide, la portion digitale s'insuffle et l'air vient s'arrêter dans un petit cul-de-sac situé au-dessus du niveau de l'articulation métacarpo-phalangienne du petit doigt.

Pourquoi cet arrêt de l'air ? La gaîne du petit doigt serait-elle isolée ?

Insuffle-t-on maintenant directement la portion palmaire, dans un grand nombre de cas elle se remplira seule ; le petit doigt restera vide et l'air s'arrêtera dans un petit cul-de-sac situé au-dessus de celui signalé précédemment.

Ce n'est que dans un nombre de cas relativement rares que l'air distendra toute la bourse depuis le carpe jusqu'à la troisième phalange de l'auriculaire. Lorsque l'insufflation est bien complète sans être cependant poussée trop loin, on constate que la grande séreuse cubitale présente la forme d'un sablier étranglé au niveau du carpe, à la partie inférieure duquel est annexé oui ou non le prolongement digital.

Examine-t-on les parties superficielles bien enlevées, la gaîne par transparence, on remarque que la masse des tendons fléchisseurs est venue se rejeter du côté externe, tandis que la cavité insufflée s'étend surtout du côté interne.

Les 4 derniers doigts se sont en même temps légèrement fléchis dans leurs articulations phalangiennes.

Détachons maintenant, après l'avoir sectionné sur le nerf médian, le ligament annulaire antérieur du carpe, nous trouverons le nerf directement appliqué par la cavité insufflée au-dessous de lui, contre le ligament carpien.

C'est aussi dans cette situation que nous le trouverons

en étudiant les collections liquides et les tumeurs dont la paume de la main peut être le siége .

Nous verrons dans plusieurs observations le nerf médian comprimé et altéré, présentant quelquefois même une véritable empreinte quand il est refoulé contre la face postérieure du ligament annulaire antérieur.

Sans insister sur les rapports bien décrits par tous les auteurs, nous voulons cependant appeler l'attention sur un point qui nous semble essentiel au point de vue de l'explication de certains phénomènes morbides.

Tandis que sur ses faces antérieure, latérale et postérieure (cette dernière seulement au niveau de la concavité du gril métacarpien), la séreuse est unie aux parties voisines par un tissu celluleux chargé de graisse, surtout en arrière ; au contraire, au point où elle passe dans le canal carpien, son feuillet pariétal est soudé aux ligaments articulaires de la base du métacarpe et du carpe, et au périoste des os. C'est au niveau de l'os crochu et du grand os que les rapports sont les plus intimes. Cette disposition n'explique-t-elle pas la transmission si facile aux articulations du poignet des phlegmasies aiguës ou chroniques de la grande gaîne synoviale interne ? Nous verrons plus tard que presque toujours quand les articulations du carpe sont prises dans les cas de synovite, c'est l'os crochu qui présente les lésions les plus avancées. Nous parlerons enfin d'un dernier rapport, celui de l'artère cubitale au niveau du poignet. Avant que la cubitale ne s'engage dans le dédoublement du ligament annulaire antérieur du carpe, elle est située dans le poignet dans la gaîne aponévrotique du muscle fléchisseur superficiel contre lequel elle est fortement appliquée. C'est cette gaîne que l'on ouvre quand on fait la ligature de la cubitale à son tiers inférieur. Elle vient se mettre en rapport avec le cul-de-sac synovial supérieur, à la face interne et antérieure duquel elle se trouve quand elle va s'engager dans le ligament annulaire. Ce rapport, sur lequel M. Dolbeau avait déjà insisté au point de vue de l'incision des abcès qu'il croit se produire le long des lymphatiques de la cubitale, nous explique à nous les lésions de l'artère dans quelques cas heureusement rares de synovites suppurées. C'est sur ce rapport et en même temps sur celui du cul-de-sac avec les fléchisseurs que s'est fondé Parona, chirurgien italien, pour faire l'incision des abcès de l'avant-bras, non pas sur le trajet du vaisseau, comme le conseille M. Dolbeau, mais sur le cubitus en cheminant entre le fléchisseur profond et le carré pronateur.

Un avantage de cette incision, outre celui de ne pas risquer de blesser l'artère, serait de fournir un écoulement facile au pus, l'avant-bras étant presque toujours couché sur le bord cubital.

Cela dit des rapports, revenons à la description de notre synoviale. Au niveau de la portion carpienne, la cavité presque tout entière, située à la face interne des tendons et de la terminaison des muscles de l'avant-bras, forme en arrière de leur masse un cul-de-sac à convexité dirigée vers la racine du membre, et qu'il est très-facile de voir quand il est insufflé, car il soulève en avant et en dehors la masse des muscles fléchisseurs.

Au niveau du ligament annulaire l'on voit, en regardant à travers le feuillet pariétal, que les tendons commencent à se diviser ; les uns restent situés dans la cavité de la gaîne, les autres n'y entrent que très-peu. Les premiers sont les tendons superficiel et profond de l'auriculaire et de l'annulaire ; les seconds, ceux du médius et de l'index ; encore verrons-nous que pour ces derniers ce n'est qu'une apparence. Examine-t-on par transparence la portion palmaire, voici ce que l'on trouve :

Directement appliqués contre le feuillet pariétal antérieur et soulevés par l'air insufflé, nous trouvons les tendons superficiels de l'auriculaire et quelquefois de l'annulaire.

Le premier décrit une courbe à concavité interne, le second une courbe analogue, mais de plus grand rayon. En regardant obliquement par la face interne de la synoviale, après avoir au besoin enlevé la masse des muscles de l'hypothénar, on voit que la cavité tendineuse, unique à la partie interne, se divise en dehors en trois loges surtout bien marquées, en général, au milieu ou à la partie inférieure de la paume de la main. Ces loges, déjà signalées par Leguey, sont disposées de la façon suivante : la première est l'espace qui sépare le feuillet pariétal des deux tendons superficiels de l'annulaire et de l'auriculaire, plus ou moins exactement appliqués contre le feuillet pariétal antérieur.

La seconde est l'espace qui sépare les deux couches des tendons l'une de l'autre.

Enfin la rétrotendineuse ou troisième est l'espace situé en arrière de la couche des tendons profonds.

Ces trois étages ne peuvent être étudiés par la simple inspection de la gaîne insufflée. On est obligé de la fendre. On voit seulement que la première loge est très-peu étendue et que souvent elle n'existe qu'à la partie supérieure de la paume, en arrière du ligament annulaire antérieur.

Si nous voulons approfondir maintenant la disposition intérieure de la gaîne, il faut absolument l'ouvrir et la fendre de haut en bas le long de sa face latérale interne. On arrive alors à voir facilement les points essentiels que nous allons indiquer.

ÉTUDE DE LA GAÎNE OUVERTE.

Nous diviserons la gaîne interne en trois portions :

1° Portion antibrachiale.

2° — palmaire.

3° — digitale.

La portion antibrachiale est celle qui est située au-dessus du ligament annulaire antérieur du carpe. Quand elle est ouverte, on remarque qu'elle forme en arrière et en dedans de la masse musculaire des fléchisseurs une cavité spacieuse ; l'ensemble des tendons se trouve ainsi placé dans une sorte de gouttière.

Considère-t-on le paquet tendineux, on voit le repli semi-lunaire supérieur décrit par tous les auteurs. Ce repli, très-apparent, forme avec les tendons un véritable nid de pigeon qui disparaît quand l'on tire sur les muscles de l'avant-bras. Il permet à la synoviale de s'accommoder aux différents glissements tendineux.

Si, mettant un stylet dans le cul-de-sac antibrachial, on cherche le point de réflexion du feuillet pariétal sur le paquet musculo-tendineux, on pénètre, en pressant très-légèrement, dans la gaîne musculaire proprement dite, c'est-à-dire au-dessous de ce tissu celluleux lâche qui entoure le corps musculaire ; c'est comme si le feuillet pariétal et la gaîne du muscle se continuaient. Assez souvent l'air ou les liquides injectés se comportent comme le stylet.

Nous verrons que dans un assez grand nombre de cas l'on a trouvé le cul-de-sac rompu, et le pus collecté au-dessous ou en dedans de la masse des fléchisseurs dans les cas de synovite suppurée. Cherche-t-on la gaîne au-devant des tendons, au-dessus du ligament annulaire, on ne le trouve pas en dehors, où elle est remplacée par un tissu séreux qui permet le glissement facile des parties profondes sur l'aponévrose antibrachiale.

Pour bien étudier le trajet de la synoviale tendineuse, nous avons congelé des mains dans un mélange de glace et de sel marin, et nous en avons fait des coupes transversales très-nettes, à l'aide d'une scie fine, aux différents niveaux où nous voulions l'examiner.

Le schéma ci-contre représente la manière dont se comporte le feuillet séreux. (Planche I, fig. 1 et 2.)

Passons à la portion palmaire proprement dite.

C'est là qu'il présente les dispositions les plus difficiles à démêler.

Le ligament annulaire antérieur du carpe est incisé et détaché soigneusement, ce qui n'est pas très-aisé. On voit en arrière de lui le feuillet pariétal aller se jeter jusque sur le tendon superficiel de l'indicateur. Autrement dit, la cavité synoviale s'étend en dehors et en avant jusque sur le tendon de l'index; à partir de ce point, plus de cavité.

En arrière, le feuillet pariétal s'étend jusqu'au niveau du tendon profond correspondant.

Ici la gaîne entoure donc les tendons presque circulairement; le croissant que forme la coupe de sa cavité reste ouvert presque directement en dehors. La grande circonférence du croissant est formée par le feuillet pariétal, la petite circonférence par le feuillet qui tapisse directement ou non les tendons.

Jusqu'ici, depuis l'avant-bras, les tendons sont réunis en un seul faisceau, mais à partir de l'origine de la paume de la main, la division en deux couches commence. Obligés de se presser les uns contre les autres dans l'étroite gouttière du carpe transformée en canal par un solide ligament, ils s'étalent dès que la place ne leur fait plus défaut, dès qu'ils arrivent dans la paume de la main dans ce que l'on appelle la région palmaire moyenne. A ce moment, à une cavité synoviale non cloisonnée, nous allons en voir succéder une divisée en trois étages, ainsi que nous l'avons déjà fait pressentir quand nous avons étudié la gaîne simplement distendue par l'air.

Soulevant avec une pince le feuillet pariétal antérieur, nous trouvons entre lui et la couche des tendons superficiels une première loge : la loge prétendineuse.

Entre la couche tendineuse superficielle et la profonde, une deuxième loge : la loge intertendineuse.

Entre la couche tendineuse profonde et le feuillet pariétal postérieur, une troisième loge : la loge rétrotendineuse.

Nous décrirons un peu minutieusement ces trois grandes divisions de la cavité unique, car nous croyons qu'elles jouent un certain rôle dans la formation et la marche des collections purulentes de la paume de la main.

La loge prétendineuse est plus grande que la suivante; c'est elle qui descend le moins bas vers les doigts. Le bord externe de la loge prétendineuse arrive jusque sur le tendon superficiel du médius, quelquefois au bord interne de celui de l'index; coupe ensuite obliquement le tendon ci-dessus indiqué, vient aborder le tendon superficiel de l'annulaire, et enfin celui du petit doigt; de telle façon que la limite inférieure de la cavité prétendineuse est formée par une ligne oblique qui, partant à 1 ou 2 centimètres au-dessous du ligament annulaire au-devant du tendon du médius, irait rejoindre la tête du cinquième métacarpien.

La paroi postérieure de la loge prétendineuse est formée par les tendons superficiels unis ensemble par la synoviale.

Il n'y a à proprement parler que deux tendons qui en fassent réellement partie : ce sont les tendons de l'auriculaire et de l'annulaire. Si l'on cherche à détacher de leur surface la synoviale, cela est relativement impossible pour eux. Au contraire, pour le tendon du médius et celui de l'index au-dessous du ligament annulaire, on voit nettement que le feuillet séreux est séparé d'eux par un tissu de même nature et qu'il ne se comporte pas à leur égard comme feuillet viscéral.

Le tendon superficiel de l'auriculaire présente là quelques dispositions que nous devons décrire.

Déjà sur la gaîne insufflée nous le voyions, surtout à sa

partie inférieure, étroitement appliqué contre la paroi antérieure de la cavité.

Quand on l'a ouverte par sa face latérale interne, voici ce que l'on trouve le plus souvent. Le tendon superficiel de l'annulaire est uni à celui du petit doigt par une lamelle excessivement mince, très-délicate, et donnant à ce dernier des mouvements indépendants assez étendus. Dans un certain nombre de cas la lamelle séreuse qui l'unit à son voisin est discontinue, et a quelquefois disparu en totalité dans sa portion supérieure. Enfin, quelquefois le tendon superficiel de l'auriculaire est contenu dans une sorte de dédoublement du feuillet pariétal qui lui forme alors une gaîne toute spéciale.

Quand cette disposition n'existe pas sur toute la longueur du tendon dans la paume de la main, elle existe toujours à 2 ou 3 centimètres au-dessus de l'articulation métacarpo-phalangienne de l'auriculaire.

On voit, en effet, à ce niveau le tendon s'enfoncer dans une petite gaîne spéciale qui s'arrête le plus fréquemment presque aussitôt qu'elle est formée. Si l'on glisse un stylet le long de la face antérieure du tendon vers le petit doigt, on est arrêté par un cul-de-sac situé presque toujours à 1 centimètre et demi au-dessus de l'interligne métacarpo-phalangien.

Glisse-t-on le stylet directement en arrière du tendon entre lui et la petite lamelle triangulaire, on est encore arrêté au même niveau.

Si l'on passe au contraire en arrière de la lamelle signalée, le stylet file directement dans le petit doigt. On voit déjà d'après cette description, dont il est facile de vérifier l'exactitude, que le tendon superficiel, au niveau de son entrée dans le petit doigt, présente une disposition telle que la cavité prétendineuse ne communique pas directement avec la cavité séreuse digitale, point important au point de vue de la transmission de l'inflammation par cette dernière. Elle s'arrête en cul-de-sac au-devant du tendon superficiel, et ce cul-de-sac est précisément celui où va s'arrêter l'air qu'on insuffle par la portion palmaire de la séreuse.

La lamelle qui passe en arrière du tendon superficiel du petit doigt passe très-souvent aussi en arrière de celui de l'annulaire, de telle sorte que la petite gaîne en cul-de-sac eur est commune ; seulement elle descend toujours plus bas sur le premier tendon que sur le dernier.

Loge intertendineuse :

Elle est plus étendue que la précédente. On la voit manifestement quand on soulève en avant le bord interne de la couche tendineuse superficielle. On remarque alors entre cette dernière et la couche des tendons profonds un espace aplati d'avant en arrière, commençant en haut au niveau du point où les tendons se divisent, finissant en bas en cul-de-sac.

Le cul-de-sac supérieur se forme insensiblement à mesure que les tendons se séparent les uns des autres.

En bas, la limite de la loge forme une ligne fortement oblique de haut en bas et de dehors en dedans, mais ne correspondant pas tout à fait à la limite analogue de la loge prétendineuse. Elle est, en effet, située un peu plus inférieurement. Malgré cela la loge est verticalement moins étendue que la précédente.

Elle ne commence, en effet, qu'au niveau du li gamen annulaire, tandis que la prétendineuse a son origine déjà plus haut, avant la séparation des tendons. Enfin, elle communique avec la gaîne digitale quand on suit le tendon profond.

Les tendons profonds, unis ensemble, séparent la loge intertendineuse de la suivante.

Ils limitent avec le feuillet postérieur de la synoviale

feuillet que nous pourrons appeler interosseux, en raison de ses rapports intimes avec cette région, la loge rétrotendineuse.

C'est, à proprement parler, elle qui forme la vraie cavité séreuse dont les deux autres ne doivent être considérées que comme des diverticules.

Elle commence au niveau du cul-de-sac synovial supérieur et se continue, sans ligne de démarcation, jusqu'au niveau de l'entrée du tendon profond dans le petit doigt. Élargie en cul-de-sac au-dessus du ligament annulaire, en arrière et en dedans de la masse des tendons, elle se rétrécit au niveau du canal carpien, pour prendre sa plus grande étendue dans la paume de la main.

C'est dans cette loge rétrotendineuse, appliquée contre la face postérieure des tendons profonds, que l'on trouve le grand repli semi-lunaire inférieur.

Elle s'étend d'autant plus loin du côté du pouce que la gaîne affecte des rapports plus étendus avec les tendons du médius.

Elle communique d'une façon spéciale avec la gaîne digitale du petit doigt. Quand on soulève doucement en l'air le tendon superficiel de l'auriculaire, on voit que le tendon profond, au lieu de lui être contigu, en est séparé au niveau de sa partie inférieure par une lame séreuse dont nous avons déjà parlé.

Au-devant de cette lame, arrêt du stylet ; en arrière on pénètre le plus souvent sans difficulté dans le petit doigt.

Nous disons le plus souvent : car, juste au niveau de l'entrée du tendon profond, au-devant de l'articulation métacarpo-phalangienne, l'on trouve obliquement dirigé de haut en bas et de dedans en dehors un petit repli du feuillet pariétal.

Il a la forme, quand les choses sont à leur place normale, d'une petite valvule dont la concavité regarderait la grande gaîne, dont la convexité regarderait le petit doigt, il est plus ou moins apparent; contre lui vient quelquefois butter le stylet qu'on cherche à faire entrer dans la portion digitale de la gaîne.

L'on comprend facilement comment le moindre processus inflammatoire augmentant le volume de ce repli puisse rendre très-difficile la communication de deux portions de la gaîne carpo-phalangienne interne. Nous verrons dans la suite que c'est précisément à ce niveau que se limitent les inflammations suppuratives. Est-ce grâce à cette disposition que les panaris de la gaîne du petit doigt doivent en partie de ne pas devenir toujours des synovites suppurées de la grande séreuse interne?

On peut résumer de la façon suivante la conformation générale de la cavité que nous venons d'examiner.

Elle est divisée en trois loges qui vont s'ouvrir toutes trois dans une partie interne commune.

La loge prétendineuse aboutit en bas à un cul-de-sac et ne communique pas directement avec la gaîne digitale.

La loge intertendineuse aboutit en partie au cul-de-sac cité précédemment et se continue par l'autre avec la gaîne digitale.

Enfin la loge rétrotendineuse communique librement avec la séreuse du petit doigt et d'une façon toute directe.

Au niveau du cul-de-sac prétendineux superficiel se trouve le rétrécissement que l'on voit sur le trajet de la séreuse.

Après que nous aurons indiqué de quelle façon se comporte la portion digitale, nous pourrons expliquer comment il se fait que, malgré la communication des deux départements, digital et palmaire, l'air, les liquides, etc., ne passent que difficilement de l'un dans l'autre ou n'y pénètrent pas du tout.

Un mot encore avant d'en venir à cette portion digitale,

pour expliquer la figure qui représente ce que nous venons de décrire (planche I, figure 4).

Nons avons introduit un bout de bougie en gomme dans le cul-de-sac prétendineux, un autre au-dessous de la lamelle triangulaire qui sépare le tendon superficiel du tendon profond ; le premier est nettement arrêté, le second au contraire passe jusque dans la gaîne auriculaire dont nous allons nous occuper.

Elle est absolument semblable pour ses deux tiers inférieurs aux autres gaînes digitales que nous décrirons plus tard sommairement. Ce n'est qu'au niveau de son tiers supérieur qu'elle en diffère.

Absolument dissemblable de la grande synoviale palmaire, elle est contenue dans un vrai canal ostéo-fibreux peu résistant au niveau des articulations métacarpo-phalangienne, phalango-phalangienne, plus fort au niveau des gouttières des phalanges. Les deux tendons qui y sont contenus, au lieu d'avoir libre jeu transversal et antéro-postérieur sont exactement appliqués l'un contre l'autre et n'ont que les mouvements de glissement.

Cette disposition contribue à rendre difficile dans un certain nombre de cas le passage d'air ou de liquide de haut en bas et de bas en haut.

Quand après avoir ouvert la gaîne de l'auriculaire de bas en haut, c'est-à-dire de la pulpe du doigt vers la paume de la main, on coupe au milieu et transversalement les deux tendons superficiel et profond légèrement soulevés, voici ce que l'on aperçoit :

En avant du tendon superficiel, un cul-de-sac; autrement dit si l'on suit sa face antérieure, celle qui regarde vers vous, le stylet est arrêté; en arrière du tendon profond, quand on suit les gouttières phalangiennes encore un cul-de-sac que le stylet ne peut dépasser.

Quand on écarte l'un de l'autre les deux tendons superficiel et profond, on voit une sorte d'orifice béant ressemblant à un bec d'oiseau dont les mandibules seraient les deux cordes tendineuses. Elles sont réunies de chaque côté par leurs bords interne et externe par une membrane qui se jette obliquement de l'une sur l'autre.

Nous pénétrerons plus avant le secret de cette disposition quand nous étudierons les rapports de la synoviale en ce point avec les tendons.

Disons tout de suite que nous trouvons-là une modification du repli semi-lunaire supérieur des autres doigts.

Le seul espace par où la gaîne de l'auriculaire communique avec la paume de la main se trouve en arrière directement du tendon superficiel et immédiatement autour du tendon profond.

Nous examinerons maintenant la manière dont se comcomporte la séreuse vis-à-vis les tendons fléchisseurs et vis-à-vis des lombricaux annexés aux muscles fléchisseurs profonds.

RAPPORTS DE LA SYNOVIALE AVEC LES TENDONS ET LEURS ANNEXES.

Les synoviales tendineuses sont regardées comme étant formées de deux feuillets.

Un feuillet pariétal, un feuillet viscéral ; le premier en rapport avec les organes environnants, le second immédiatement appliqué sur le tendon.

L'un est formé d'une couche de tissu conjonctif et d'une couche interne d'endothélium, l'autre n'est représenté que par la couche endothéliale immédiatement en contact avec la substance tendineuse même.

Là où la séreuse commence et là où elle finit, le feuillet pariétal se réfléchit, perd sa couche externe et devient viscéral.

D'après les rapports des tendons avec la membrane elle-même, M. Farabeuf a classé les cavités annexées en trois catégories :

1° La synoviale ne revêt le tendon que sur l'une de ses deux faces ou l'un de ses bords.

2° La synoviale en se fermant sur le tendon donne une gaîne à mésotendon complet ou incomplet.

3° La synoviale présente la forme d'un vrai manchon; plus de mésotendon du tout.

La première est une bourse, les deux dernières sont les gaînes proprement dites ; la troisième étant plus parfaite que la seconde.

Pour la grande synoviale carpo-phalangienne interne, voici comment les choses sont disposées. Un seul tendon est bien véritablement libre dans l'intérieur de la cavité dans le plus grand nombre des cas; la séreuse lui donne un vrai feuillet viscéral. C'est le tendon du fléchisseur superficiel du petit doigt.

Il est ordinairement rattaché au tendon superficiel de l'annulaire par une membrane qui lui permet des mouvements très-étendus.

Le tendon profond du même doigt, quoique dans la cavité même, présente déjà une disposition différente.

Les deux tendons de l'annulaire ne sont qu'en partie seulement en rapport direct avec la membrane synoviale.

Quant aux tendons du médius et de l'index, ils n'ont avec elle que des rapports médiats.

Si l'on appelle feuillet viscéral le feuillet endothélial tapissant directement la substance propre du tendon feuillet qui ne peut en être séparé mécaniquement, il est incontes table que les derniers tendons que nous avons cités et une partie des deux de l'annulaire sont dépourvus en totalité ou en certains point seulement de ce feuillet.

La séreuse doit donc être considérée comme leur étant absolument étrangère.

DéjàM. le professeur Gosselin, dans son Mémoire inséré dans les Bulletins de l'Académie de médecine, avait insisté sur ces rapports. Nous suivrons donc notre maître en ajoutant quelques détails à ce qui a déjà été dit.

Le tendon superficiel de l'auriculaire relié plus ou moins complètement au tendon correspondant de l'annulaire entre dans une petite gaîne déjà signalée, en partie du moins.

Elle peut commencer dès l'entrée du tendon dans la paume de la main; c'est ce qui arrive assez souvent quand on dissèque des mains d'enfant; mais le plus généralement sur les mains d'adulte elle ne commence qu'à 3 centimètres au-dessus de l'articulation métacarpo-phalangienne de l'auriculaire.

Elle finit à 1 centimètre 1/2 au dessus de l'interligne, de telle sorte que le cul-de-sac présente une longueur de 2 centimètres environ ou 1 centimètre 1/2.

Voici comment la synoviale se comporte vis-à-vis du tendon.

Du tendon sublime de l'annulaire au niveau de son bord nterne, partent deux membranes; l'une qui va se jeter sur le tendon sublime de l'auriculaire, l'autre qui passe en arrière de lui pour rejoindre le feuillet pariétal; la coupe de ces deux membranes représente un véritable V, dont le sommet serait sur le bord interne du tendon superficiel de l'annulaire et dont les deux branches iraient rejoindre, l'antérieure le tendon du petit doigt, la postérieure le feuillet pariétal.

La lamelle postérieure vient assez souvent de dessous le tendon de l'annulaire, de telle sorte que les deux tendons semblent alors être compris dans le même cul-de-sac. Ce n'est autre chose que la portion du repli semi-lunaire inférieur de la partie palmaire de la grande synoviale carpo-phalangienne interne annexée aux tendons superficiels.

Pour voir ce point important, on ouvre la cavité palmaire de haut en bas sur un stylet qui longe la face antérieure du fléchisseur sublime de l'auriculaire jusqu'au niveau du cul-de-sac où l'instrument est arrêté. On saisit ensuite délicatement le tendon et on le soulève. Au-dessous de lui se voit cette lamelle postérieure ; et l'on voit que de lui-même part une autre lamelle qui le rattache à son voisin.

Le tendon profond, lui, n'est pas libre autant que le superficiel. Rattaché intimement au tendon profond de l'annulaire, il n'arrive jamais aussi près de l'éminence hypothénar que le précédent.

En le saisissant avec une pince, il est impossible de détacher le feuillet viscéral véritable qui le recouvre.

A l'endroit où commence le cul-de-sac décrit tout à l'heure, nous le voyons s'engager au-dessous de la lamelle qui le sépare de son congénère (voir planche I, fig. III). Quand on le soulève, on trouve qu'il repose sur le feuillet pariétal postérieur en haut, tandis qu'en bas il est séparé de ce feuillet par la portion du grand repli semi-lunaire inférieur annexée elle aux 2 derniers tendons profonds.

Cette disposition est très-visible quand on a enlevé tous les métacarpiens par la face dossale de la main et ouvert la cavité séreuse en arrière le long de sa face interne (planche II, fig. I). Au niveau ou plutôt un peu au-dessus de l'articulation phalangienne, on le trouve exactement appliqué contre la gouttière formée en cet endroit.

Nous en avons fini pour la disposition des feuillets séreux, dans la paume, suivons donc maintenant les deux tendons dans le petit doigt. A l'endroit où de palmaire la gaîne devient digitale, les deux cordes tendineuses sont reliées fortement entre elles par le repli semi-lunaire supérieur de l'auriculaire (repli semi-lunaire digital). Ce repli est disposé de la façon suivante en partant du côté externe. Il vient contourner par derrière le tendon profond, passe à son côté interne et se jette sur le tendon superficiel sur lequel il se perd; il reparaît du côté opposé de ce dernier, se dirige de nouveau en arrière, contourne le bord externe du tendon profond sur lequel il se termine; en longueur, il descend plus bas sur le tendon superficiel en dehors qu'en dedans (voir planche I, fig. IV).

Si l'on glisse un stylet entre le tendon superficiel et la paroi antérieure, on est arrêté par un cul-de-sac situé en avant du tendon.

Le stylet glissé contre la paroi postérieure de la gaîne est encore arrêté, de même si on le promène autour du repli semi-lunaire supérieur.

Ce n'est qu'en le faisant passer entre les deux tendons et cette lame séreuse qui les applique l'un contre l'autre qu l'on arrive sans difficulté dans la paume de la main.

Pour bien se rendre compte de tous ces détails il faut procéder de la façon suivante.

Mettre un stylet dans le cul-de-sac palmaire inférieur, celui du tendon superficiel; un autre dans le cul-de-sac digital supérieur au-devant du tendon profond. Enfin l'on en place un quatrième dans le trajet digito-palmaire.

Il est facile de comprendre après cette description comment il se fait que Leguey, qui disséquait les gaînes, admettait la non-communication des gaînes palmaire et digitale dans le plus grand nombre des cas.

Il est donc prouvé qu'il existe là, au niveau de la communication des deux portions de la grande séreuse carpo-phalangienne, un véritable détroit long de 2 centimètres environ tout à fait favorablement disposé pour la rendre difficile.

Nous verrons quand nous étudierons la clinique, que c'est là que nous trouverons la séparation de la synovite suppurée et de la synovite adhésive; que c'est là aussi que, dans certains cas, viennent s'arrêter les tumeurs de la cavité palmaire.

Abordons l'étude des rapports de la synoviale avec les tendons de l'annulaire.

Pour eux le feuillet qui les recouvre ne présente plus déjà partout l'aspect d'un feuillet viscéral.

Quand, en effet, après avoir ouvert la cavité, on cherche à saisir avec une bonne pince la surface des 2 tendons, on soulève du côté externe une véritable membrane séparée de la substance tendineuse par un tissu celluleux très-lâche qui permet le glissement facile des parties.

Cela est d'autant plus vrai, qu'on s'avance plus vers le bord externe des deux tendons.

L'on pourrait dire que, si pour les tendons du petit doigt la synoviale est une gaîne vaginale, pour les deux tendons de l'annulaire elle n'est déjà plus qu'une bourse.

En haut, vers la racine du membre, ce n'est qu'assez tardivement que les deux tendons viennent se mettre en rapport direct avec le feuillet séreux, le superficiel, d'ailleurs, moins que le profond. Sur plusieurs pièces, nous avons pu enlever le premier sans difficulté, et sans ouvrir le moins du monde la cavité insufflée, ce qui est absolument impossible pour les deux tendons du petit doigt que l'on ne peut atteindre.

Quant aux tendons du médius et de l'index, leurs rapports sont plus médiats encore ; ils ne sont pas du tout recouverts par un feuillet viscéral dépendant de la synoviale interne.

Le feuillet séreux, qui doit être appelé pariétal, adhère très-lâchement à ces tendons par l'intermédiaire d'un tissu séreux qui s'insuffle facilement et qui pourrait donner le change, si l'on n'y fait grande attention. Aussi, sur une gaîne insufflée, peut-on sans difficulté disséquer et enlever tout à fait les tendons du médius et de l'index. On éprouve cependant quelquefois quelques difficultés pour le tendon profond du médius. La synoviale semble, dans certains cas, aller jusqu'à lui. C'est le tissu séreux péritendineux qui, devenant fibreux dans les cas d'inflammation, rattache fortement les tendons les uns eux autres et limite leurs mouvements.

En somme, l'on peut dire que pour les fléchisseurs du médius et de l'index il n'y a ni gaîne, ni bourse, mais un tissu séreux qui facilite le glissement des tendons les uns contre les autres, et contre les parties voisines (planche III).

Concluons donc que la synoviale carpo-phalangienne interne est une gaîne vaginale pour le petit doigt, une bourse séreuse pour l'annulaire, qu'elle n'est pas annexée directement au médius et à l'index, dont les tendons glissent sur elle, mais non avec elle.

Dans la paume de la main, les tendons sont disposés sur deux plans, qui refoulent la paroi externe de la synoviale et s'en coiffent : les deux internes de chaque série sont seuls revêtus d'un feuillet viscéral complet.

Dans le poignet, les tendons sont réunis en un seul paquet. Ils refoulent encore la paroi externe, et ceux du petit doigt seuls ont un vrai revêtement endothélial dépendant de la synoviale, et faisant le tour du tendon.

Nous n'avons que peu de choses à dire des rapports des lombricaux.

Les trois premiers n'ont, avec la membrane séreuse, que des rapports indirects ; le quatrième seul, inséré aux ten dons profonds de l'annulaire et du petit doigt, est compris à son origine dans le dédoublement du feuillet séreux.

Quand on examine ces lombricaux sur des synoviales tendues, on voit nettement, surtout sur certaines pièces, que le muscle, à sa partie supérieure, s'étale pour ainsi dire en véritable membrane, pour aller se jeter ou se confondre peu à peu avec le tissu séreux sous-synovial. Ces fibres seraient-elles destinées à tendre la séreuse et à la déplisser dans les différents mouvements qu'exécutent la main et les doigts ?

Leguey, dans sa thèse, cherche à démontrer que c'est la disposition du petit doigt, privé d'insertion lombricale au côté interne de son tendon, qui fait qu'il y a prolongement de la gaîne dans l'auriculaire dans certains cas.

Pourquoi cela n'a-t-il jamais lieu pour l'index qui présente la même disposition, quand toutefois ses tendons ont des gaînes spéciales ?

Entre les tendons profonds, l'on trouve souvent de petites languettes tendineuses qui vont de l'un se jeter plus ou moins obliquement sur son voisin. On les remarque le plus fréquemment entre les tendons du médius et de l'annulaire (planche II, fig. II.)

Ce sont les analogues des anastomoses tendineuses que l'on voit entre les extenseurs des doigts sur le dos de la main. On les voit facilement quand, enlevant la synoviale avec les tendons, on étend la pièce sur une plaque de liége. Les petites anastomoses, plus ou moins grêles suivant les sujets, s'étendent entre les feuillets synoviaux très-obliquement et vont d'un tendon à l'autre.

Est-ce à cette disposition que l'on doit attribuer la dépendance des mouvements de flexion des trois derniers doigts ; tandis que l'index lui est tout à fait indépendant ?

Dans quelques dissections de synoviales très-développées, nous avons trouvé, outre ces anastomoses, de petits tendons annexés à un corps musculaire sortant du fléchisseur profond ; ils allaient se terminer dans le tissu inter et périsynovial. C'étaient de vrais tenseurs de la grande synoviale interne, analogues au tenseur de la synoviale du genou.

Nous avons terminé la description de la grande gaîne interne.

Le type que nous avons décrit est le type général ; celui

qui se rencontre chez l'enfant et la femme non adonnés au travail manuel assidu et pénible.

Voyons maintenant les variétés que nous donne la dissection.

VARIÉTÉS DE LA SYNOVIALE PALMAIRE INTERNE.

1re Variété : *Indépendance de la gaîne digitale et de la gaîne palmaire.* — Dans ce cas, la disposition générale est la même que celle que nous venons de décrire ; mais il n'y a pas communication entre le prolongement digital et le prolongement palmaire.

Cette variété est relativement rare ; nous indiquerons, dans un tableau synthétique ajouté à la fin de notre travail anatomique, le nombre de fois que nous l'avons trouvée.

Au total, on la rencontre 1 fois sur 20 environ. Elle existe aussi bien chez l'enfant que chez l'adulte, et ce qui est remarquable, en même proportion, ce qui semblerait bien indiquer que les cas trouvés chez les adultes ne sont pas pathologiques, mais datent de la naissance (nous l'avons vue sur un enfant de 17 jours). Dans les cas où nous avons pu disséquer les deux mains, elle était symétrique ; on peut donc dire que cette anomalie est congénitale et symétrique.

Voici quelles sont les modifications apportées au type normal :

Par l'insufflation, pas de passage de l'air d'aucun côté. Ce n'est pas suffisant ; en ouvrant la gaîne palmaire, nous trouvons que les deux tendons profond et superficiel de l'auriculaire sortent de la cavité à 1 centimètre environ de distance l'un de l'autre, le superficiel plus haut, le profond plus bas. A ce niveau, la synoviale se réfléchit sur eux et leur fournit deux culs-de-sac. Quand on ouvre la gaîne digitale du petit doigt, on trouve aussi deux culs-de-sac, l'un au-devant de l'autre; quand on veut passer entre les deux tendons ou autour du profond, impossibilité absolue; une partie des tendons est privée de séreuse ; c'est celle qui est comprise entre la fin de la portion palmaire et l'origine de la portion digitale. Elle peut avoir une longueur de 2 centimètres, comme aussi être très-courte ; dans quelques cas même, les culs-de-sac inférieurs palmaires empiètent sur les culs-de-sac supérieurs digitaux.

L'extrémité supérieure de la gaîne digitale du petit doigt présente, dans ce cas, la même configuration que celle des autres doigts. Le repli semi-lunaire supérieur est disposé de la même façon.

2e Variété. — *La gaîne carpo-phalangienne interne communique avec l'externe.* — La fréquence relative de cette disposition est représentée par un vingtième environ. Jamais nous ne l'avons trouvée sur des mains d'enfant, toujours sur des mains de manouvriers.

La main droite la présente plus souvent que la gauche, et il n'y a pas symétrie. La communication n'est donc pas congénitale ; elle se fait peu à peu par suite du développement des deux séreuses sous l'influence de mouvements répétés.

Voici ce que l'on observe dans ces cas :

Quand on y pratique l'insufflation par une des gaînes, on est tout surpris de voir que la paume se gonfle uniformément, l'éminence thénar aussi bien que l'hypothénar. La masse des tendons est directement rejetée en avant, au niveau du poignet. En disséquant la peau, on trouve que les tendons, surtout ceux du médius et de l'index, sont couchés sur une vaste séreuse qui offre la forme d'un fer à cheval à concavité dirigée vers les doigts, et dont les deux branches iraient l'une dans le pouce, l'autre dans le petit doigt.

Dissèque-t-on la séreuse, on constate après avoir ouvert

la gaîne interne, par exemple, qu'au point où sa loge rétro-tendineuse vient s'adosser à la gaîne carpo-phalangienne externe, c'est-à-dire immédiatement en arrière du ligament annulaire antérieur du carpe, existe un orifice. Ce dernier est plus ou moins étendu, mais présente en général de 1 à 2 centimètres de diamètre. Il est arrondi ou ovalaire, et fait communiquer directement l'une des cavités avec l'autre.

La communication est aussi facile de la gaîne interne dans l'externe que de l'externe dans l'interne.

Dans ces cas de synoviales en fer à cheval, il n'est pas rare de rencontrer en même temps des bourses séreuses anormales, développées en arrière du paquet des tendons fléchisseurs au niveau du carpe. Elles peuvent, dans quelques cas, être indépendante de la grande cavité générale.

Encore une confirmation de plus de la formation de cette anomalie par suite des mouvements répétés.

Il n'est pas nécessaire, je pense, d'insister sur l'importance de ces dispositions, quand un phlegmon de la main vient à se déclarer. Ce n'est pas que l'inflammation ne se propage facilement de l'une à l'autre gaîne, même quand elles ne communiquent pas. Mais on ne peut nier que la propagation doit être dans ces cas fortement favorisée.

3e VARIÉTÉ. — *Annexion à la grande synoviale interne de bourses synoviales accessoires.*— La recherche et l'étude de ces bourses séreuses est difficile.

On est enclin, quand on emploie le procédé de l'insufflation, à en faire d'articielles, à en créer là où il n'y en a pas réellement. Rien n'est plus facile, en effet, que d'introduire les trois-quarts ou l'aiguille le long d'un tendon entouré de tissu séreux, et de distendre ce dernier sous forme de poche.

Aussi faut-il contrôler soigneusement à l'aide du bistouri, des ciseaux et du stylet, les résultats fournis par l'insufflation seule.

Des synoviales accessoires se rencontrent assez fréquemment dans la paume de la main. Ce sont les deux bourses que la plupart des anatomistes ont déjà signalées, sans en donner une description complète.

Intermédiaire antérieur. — Le mot intermédiaire indique tout simplement leur situation générale entre les deux grandes gaînes carpo-phalangienne externe et interne.

La profonde ou postérieure se rencontre plus fréquemment que l'antérieure ou superficielle, toutes deux plus souvent à droite. Nous avons trouvé une fois sur six environ la profonde, la superficielle seulement une fois sur douze chez les adultes ; nous ne les avons aperçues que quatre fois sur quarante chez les enfants, et encore, lorsqu'elles se sont présentées, s'agissait-il de mains d'enfants de 5, 7 et de 9 ans.

Voici comment nous les décrivons :

Toutes deux sont des bourses annexées aux tendons de l'index surtout : la superficielle, au tendon fléchisseur superficiel ; la profonde, au tendon fléchisseur profond. Elles fournissent à ces tendons un feuillet viscéral plus ou moins complet absolument analogue à celui du tendon sublime de l'auriculaire.

La gaîne superficielle, ordinairement moins développée que la profonde, s'étend en forme de fuseau depuis le ligament annulaire antérieur du carpe jusqu'à l'union du tiers moyen avec le tiers inférieur de la région palmaire. La cavité entoure le plus souvent incomplètement le tendon superficiel de l'indicateur, en laissnt libre en général son bord interne ; autrement dit, le feuillet viscéral proprement dit, existe sur toute la périphérie du tendon, excepté au niveau de son bord interne. Dans quelques cas, cependant, elle l'entoure plus complètement, et vient même tapisser la partie la plus externe du tendon superficiel du médius.

Elle se met en rapport par son feuillet pariétal en avant avec le nerf médian ; en dehors et en dedans elle vient s'appliquer contre les deux gaînes interne et externe, mais à sa partie supérieure seulement.

La bourse intermédiaire profonde, étendue du ligament annulaire jusque près de l'articulation métacarpo-phalangienne de l'index, reste distante de 1 à 2 centimètres seulement du cul-de-sac digital supérieur de l'indicateur. Elle enveloppe le tendon profond de l'index, et s'étend surtout du côté externe. En général, cependant, pour ce tendon, le manchon est plus complet que pour le précédent.

Quand elle est insufflée, elle vient séparer la gaîne carpo-phalangienne interne de celle du pouce, dans sa portion supérieure du moins.

Quand elle est développée, elle est immédiatement appliquée contre les parois des deux grandes séreuses extrêmes. On comprend comment la communication peut se faire entre les trois cavités. C'est ce que nous avons trouvé sur deux mains droites d'adulte qui présentaient insufflées une disposition toute spéciale.

Outre le grand fer à cheval que nous avons déjà décrit, l'on voyait un grand prolongement partir du milieu de la paume de la main, et descendre très-près des articulations métacarpo-phalangiennes des deux doigts du milieu.

Dans l'un des cas, l'on voyait encore la limite externe de la synoviale du petit doigt sous forme d'un léger sillon tracé dans la paroi antérieure de la séreuse.

Dans l'autre, la communication était tellement large, qu'il y avait au niveau du ligament annulaire une grande cavité d'où partaient le prolongement du pouce, celui du petit doigt et celui de la paume de la main.

D'après tout ce que nous avons dit, il est clair que ces

bourses accessoires sont acquises. Elles se développent consécutivement à la naissance, et c'est le mouvement qui semble surtout les produire. Elles ne sont pas symétriques et se montrent plus fréquemment sur la main qui travaille le plus (la droite habituellement).

Il est, je pense, superflu d'insister sur l'importance extrême de cette disposition au point de vue pathologique. Il est clair qu'elle doit favoriser d'une façon extraordinaire la propagation de l'inflammation suppurative.

4e Variété. — *Cavité incluse dans la grande gaîne interne.* — L'on trouve très-rarement (nous ne l'avons vu qu'une seule fois) dans la cavité même de la synoviale du petit doigt et de l'annulaire une cavité séreuse facilement insufflable, n'ayant aucun rapport avec la grande cavité commune.

Voici quelle était sa conformation :

Elle s'étendait sur une longueur de 6 centimètres environ, depuis la portion la plus inférieure au niveau du cul-de-sac palmaire jusqu'à l'os crochu. Elle était située entre les deux tendons superficiels de l'annulaire et du petit doigt qu'elle séparait l'un de l'autre.

En ouvrant sur un stylet la petite cavité insufflée, on constatait qu'aucune bride celluleuse n'existait dans son intérieur; ce n'était pas, en un mot, une insufflation du tissu cellulaire, comme on aurait pu le croire, au premier abord.

Leguey avait déjà signalé une anomalie semblable. Seulement, dans son cas, il y avait communication de la petite cavité avec la grande, et il l'avait comparée à l'arrière-cavité des épiploons.

Si nous jetons un coup d'œil rétrospectif sur les diverses variétés que nous venons de décrire, nous voyons qu'on peut les diviser naturellement en :

Congénitales et acquises.

Une seule est congénitale : c'est l'indépendance de la gaîne digitale du petit doigt.

Elle est en même temps symétrique.

C'est à proprement parler une anomalie.

Les deux autres dispositions sont acquises. (Nous ne parlerons pas de la quatrième, que je n'ai trouvée qu'une fois.)

C'est la communication de la grande gaîne interne avec celle du pouce, et l'existence en même temps qu'elle de gaînes accessoires.

Toutes ces variétés sont asymétriques, et se trouvent surtout à droite.

GAINE CARPO-PHALANGIENNE EXTERNE.

Autant l'étude de la gaîne carpo-phalangienne interne était entourée de difficultés, autant celle de l'externe appelée encore gaîne du pouce est facile.

La gaîne du pouce est une vraie gaîne vaginale différant complétement d'aspect avec la précédente quand on l'insuffle ; voici ce que l'on constate toujours :

Cavité séreuse régulièrement cylindrique depuis l'union du carpe au métacarpe jusqu'à l'insertion du tendon du fléchisseur propre à la base de la deuxième phalange ; se dilatant dans le canal carpien, et venant se terminer en fuseau au poignet le long de l'origine du muscle auquel elle est annexée.

Quelquefois l'insufflation nous a donné deux gaînes paraissant distinctes : une palmaire et une digitale.

La première portion s'étendait depuis son origine jusqu'à l'articulation métacarpo-phalangienne ; la seconde, depuis cette dernière jusqu'à la deuxième phalange.

On voyait deux culs-de-sac adossés au niveau de l'interligne articulaire métacarpo-phalangien.

Si l'on n'avait pas fait d'autres recherches, il aurait été facile de croire à la séparation des deux portions.

Mais on n'a qu'à prendre un stylet en gomme, et à le passer de bas en haut et de haut en bas dans toute l'étendue de la cavité ; on constate alors qu'on est, en effet, un peu arrêté au niveau du point précité, mais que l'obstacle est fictif et dû à un resserrement très-prononcé à ce niveau.

Ce point est celui où les deux os sésamoïdes, interne et externe, attachés à la première phalange, et, entre eux, par le ligament orbiculaire de l'articulation, forment une gouttière convertie en un détroit très-serré par les fibres arciformes de la paroi antérieure du canal ostéo-fibreux.

Le tendon du fléchisseur propre du pouce est de la sorte très-exactement appliqué contre le plan fibro-osseux, si bien que, dans certains cas, l'air ne peut passer facilement.

Au-dessus et au-dessous, la séreuse prête aisément, et nous verrons que la suppuration s'y produit avec plus de facilité que dans sa congénère du côté interne. Quand on a ouvert la cavité, on constate que le tendon n'y est pas tout à fait libre ; il reçoit un mésotendon, qui se jette ordinairement sur son bord interne, et qui l'accompagne jusqu'au niveau du doigt proprement dit. Il est interrompu ou continu.

Un mot, cependant, des rapports avec la séreuse interne et des différences qu'elle présente avec cette dernière.

Contiguë à elle par sa portion carpienne, séparée d'elle en bas par le paquet des tendons fléchisseurs de l'index et du médius, tout à fait en haut de même, nous la voyons former avec la cavité voisine, au niveau du ligament annulaire antérieur, un vrai manchon séreux, dans lequel glissent les tendons ci-dessus nommés.

En s'adossant en avant des tendons fléchisseurs à la gaîne du côté interne, sa paroi constitue avec la paroi externe de la précédente une cloison où se trouve contenu le plus superficiellement le tronc du nerf médian.

Au-dessus du ligament annulaire, les deux séreuses se séparent et forment un angle aigu ouvert vers la racine du membre. C'est dans cet angle, et en arrière de la masse musculaire, que se trouve quelquefois comprise une bourse uni ou multiloculaire.

Nous ne reviendrons pas sur la variété déjà signalée de la communication de la gaîne interne et de la gaîne externe, avec interposition oui ou non d'une bourse intermédiaire profonde.

Le tableau ci-après résume les dispositions générales que nous avons indiquées dans le chapitre précédent.

TABLEAU résumé de la dissection de 120 mains.

ENFANTS 80						ADULTES 40					
Disposition normale.............. 66 Variétés.......................... 14 se répartissant de la façon suivante :						Disposition normale.............. 16 Variétés.......................... 24 se répartissant de la façon suivante :					
INDÉPENDANCE de la gaine du petit doigt.		FER A CHEVAL.		GAINES ACCESSOIRES.		INDÉPENDANCE de la gaine du petit doigt.		FER A CHEVAL.		GAINES ACCESSOIRES.	
8		0		6 enfants de 2 à 7 ans.		4		5		15	
Main droite	Main gauche	Main droite	Main gauche	Main droite	Main gauche	Main droite	Main gauche	Main droite	Main gauche	Main droite	Main gauche
4	4	»	»	4	2	2	2	3	2	11	4

GAINES DIGITALES

Arrivons incontinent aux gaînes digitales. Nous passerons rapidement sur leur configuration et disposition qui sont bien connues, pour faire ressortir au contraire certains points qui nous semblent avoir une relation intime avec la marche et la transmission des inflammations dont elles sont le siége.

Elles entourent dans leur portion digitale les tendons fléchisseurs profond et sublime des trois doigts du milieu, index, médius et annulaire.

Commençant au niveau, ou plutôt un peu au-dessus des interlignes métacorpo-phalangiens correspondants, elles s'arrêtent au niveau de l'insertion du tendon profond à la base de la phalangette.

Aussi le panaris est-il très-rarement tendineux quand il siége sur la phalangette ; il ne le devient que si l'inflammation ne reste pas limitée ; il l'est au contraire facilement au niveau de la seconde et de la première phalange.

Le feuillet pariétal de la gaîne est appliqué d'un côté sur la gouttière arthro-phalangienne, de l'autre sur la gouttière fibreuse, qui se superposant à la précédente forme le canal ostéo-fibreux du doigt. Au niveau des phalanges le feuillet pariétal est intimement uni au périoste, de telle sorte qu'il est presque impossible de séparer à cet endroit deux membranes distinctes ; de là, comme nous le verrons, la transmission facile de l'inflammation de la gaîne à l'os.

Au devant des articulations, le feuillet pariétal est moins

adhérent au petit ligament antérieur; il l'est moins encore juste au-dessus de l'interligne articulaire. On remarque qu'en effet, au-dessus de la tête phalangienne correspondante, se trouve en arrière du feuillet pariétal une masse du tissu cellulo-graisseux. C'est de là que part le méso-tendon triangulaire si bien décrit pour les deux tendons superficiel et profond.

Cette couche cellulo-graisseuse, qui sépare le feuillet pariétal du périoste, va jusqu'au cul-de-sac que forme vers en haut la petite synoviale articulaire, de sorte que la cavité articulaire et la gaîne sont séparées l'une de l'autre par une épaisseur de tissu assez considérable.

Il est rare de trouver dans des panaris tendineux, même généralisés, les petites articulations prises.

Le feuillet pariétal en avant est plus ou moins bridé par les fibres transversales ou en sautoir qui le recouvrent.

Il l'est beaucoup au niveau des articulations où les tendons sont exactement appliqués contre elles, moins au niveau de la partie moyenne des phalanges.

Cette disposition aide certainement la limitation, par la synovite adhésive, des inflammations suppuratives de la gaîne.

De deux culs-de-sac qu'elle forme en bas et en haut, le plus important est le supérieur, celui qui est situé dans la paume de la main.

Il vient pour ainsi dire à la rencontre du grand cul-de-sac inférieur de la gaîne carpo-phalangienne interne; il en est très-rapproché pour l'annulaire, et s'en éloigne de plus en plus pour le médius et l'indicateur.

Ouvrons la gaîne : nous y trouvons les tendons disposés comme on sait et munis de leurs méso, dont deux triangulaires, les plus remarquables.

Chez les adultes, ils s'insèrent au tiers inférieur de la phalange correspondante. Chez l'enfant, ils ont relativement une insertion beaucoup plus étendue, les 2 tiers ou les 3 quarts de la face antérieure de la phalange. Quant au repli semi-lunaire supérieur, sa description est celle que nous avons signalée pour le petit doigt, dans le cas d'indépendance de la gaîne digitale de celui-ci.

Structure des gaînes synoviales palmaires.

La structure des gaînes synoviales palmaires est identique à celle des autres gaînes tendineuses.

On reconnaît à la paroi des synoviales tendineuses deux couches; une couche externe de tissu conjonctif et élastique et une couche interne endothéliale.

Nous avons vérifié nous-même sur des synoviales tendineuses de chien cette disposition. Il nous a semblé que dans la couche externe les fibres élastiques se trouvaient en quantité relativement considérable. Quant à l'endothélium, nous l'avons très-bien vu sur les membranes toutes fraîches que nous avons imprégnées au nitrate d'argent. La couche interne du feuillet pariétal est composée de cellules assez régulières, contrastant par cette régularité avec celles que nous trouverons tout à l'heure sur les tendons.

Le tendon qui est recouvert par le feuillet viscéral ne reçoit, lui, qu'une seule couche, la couche interne. Elle est composée de grandes cellules allongées suivant un de leurs diamètres et engrenées les unes avec les autres. Il est facile de les voir en argentant la surface d'un tendon muni d'une gaîne.

Nous passons immédiatement aux vaisseaux et aux nerfs.

VAISSEAUX DES SYNOVIALES PALMAIRES

Ce que nous avons surtout recherché, c'est leur distribution manoscopique.

Artères et veines. — Pour préparer les artères des synoviales palmaires, nous avons employé deux procédés :

1° Nous y avons injecté de l'essence de térébenthine qui contenait du vermillon finement broyé.

En poussant doucement, on arrive à injecter le réseau artériel absolument isolé des veines.

2° Nous avons injecté par l'artère cubitale une solution de nitrate d'argent au 1/400. Nous avons disséqué rapidement toutes les parties molles et insufflé les gaînes interne et externe. En exposant alors la pièce à une bonne lumière ou au soleil, nous avons vu se dessiner sous nos yeux un réseau admirable de vaisseaux sur le feuillet pariétal et dans les mésotendons. La gaîne carpo-phalangienne interne reçoit ses vaisseaux de quatre sources différentes : de l'arcade palmaire superficielle, de l'arcade palmaire profonde, des vaisseaux du nerf médian et de ceux qui des muscles fléchisseurs de l'avant-bras passent dans les tendons de la main. Les rameaux qui viennent de l'arcade palmaire superficielle sont des rameaux ascendants et des rameaux descendants qui se jettent sur le feuillet pariétal antérieur ; il en est de même pour ceux qui viennent de la profonde ; en arrière, les petites artérioles interosseuses envoient quelques rameaux directement sur le feuillet pariétal postérieur. Les artérioles qui cheminent sur les faces du nerf médian et celles qui se trouvent sur les tendons fléchisseurs vont aussi donner des ramuscules à la gaîne.

Un 1er point remarquable, c'est que les vaisseaux semblent se tamiser pour ainsi dire en traversant le tissu périsynovial ; et ils s'y distribuent en grande abondance à la surface même du feuillet pariétal.

Un 2e point, c'est que toutes ces artérioles sont très-grêles et très-longues.

Un 3e, leurs ramifications sont disposées en arborisations très-fines, surtout remarquables au niveau des méso-tendons.

Toutes ces remarques sont vraies pour la synoviale du pouce dont la distribution artérielle est la même.

Le mésotendon du fléchisseur du pouce est remarquable par le grand nombre de vaisseaux qu'il contient.

Quant aux synoviales digitales, rien de spécial à leur égard.

En portant sous le microscope un fragment de feuillet pariétal injecté, on constate que les vaisseaux pénètrent jusqu'au-dessous de la couche endothéliale ; une artériole est accompagnée de deux petites veinules que l'on reconnaît à leur gracilité et à leur disposition symétrique.

Nous n'avons rien trouvé de particulier relativement à la distribution veineuse.

On sait l'importance qu'ont prise dans ces derniers temps les lymphatiques en général et ceux des séreuses en particulier. Il est nettement démontré que les séreuses véritables, le péritoine, la plèvre, etc., ont des lymphatiques et ne sont pour ainsi dire que des annexes du grand système vasculaire.

Cette démonstration a été faite par les travaux de Recklinghausen, Klein, Burton-Sanderson, etc., confirmés par Ranvier.

Hueter a décrit les lymphatiques des synoviales articulaires.

Nous avons essayé de rechercher les vaisseaux analogues des gaînes de la main, dont la découverte réelle serait si intéressante au point de vue de la communication des phlegmasies du système séreux au système lymphatique ; nous ne sommes arrivé à injecter aucun réseau par les procédés ordinaires.

Nous étions d'autant plus porté à nous assurer de leur présence, qu'il nous aurait été possible, si leur existence avait été réellement démontrée, de faire concorder les deux grandes théories du mode de production des inflammations profondes de la paume de la main et de l'avant-bras, celle de M. Dolbeau qui attribue presque tout aux lymphatiqnes, celle de notre maître M. Gosselin, qui fait jouer aux synoviales un rôle considérable.

Les recherches de Ludwig et de Schweigger, Seidel, ont montré que les tendons sont parcourus par de nombreux lymphatiques. Mais quelles sont les connexions des lymphatiques tendineux avec les cavités synoviales qu'ils traversent, c'est ce qui n'a pas encore été démontré.

NERFS DES SYNOVIALES PALMAIRES

Plusieurs auteurs, entre autres M. le professeur Sappey, ont déjà signalé les nerfs des synoviales tendineuses de la face palmaire de la main.

Ceux de la carpo-phalangienne interne proviennent de deux sources, de même que ceux de l'externe, du nerf médian et de ses collatérales d'un côté, des branches du cubital de l'autre.

Les filets qui viennent du nerf médian le quittent quand il est situé dans la cloison antérieure des deux gaînes. Quand on soulève en l'air le tronc nerveux, on voit manifestement dans la lame du tissu cellulaire que l'on tend de la sorte, se détacher d'assez gros filets en nombre variable qui vont se rendre d'un côté sur la synoviale interne, de l'autre sur la synoviale externe.

S'il en vient des nerfs collatéraux, ce qui est probable, il est impossible de les distinguer même avec une loupe.

On trouve plus difficilement les nerfs de la paroi postérieure.

Presque toujours cependant nous avons vu un petit filet

nerveux qui partait de la branche qui s'en va du cubital au troisième lombrical. D'autres petits vaisseaux nerveux partent de l'origine de la bande profonde pour aller se jeter aussi sur le feuillet pariétal postérieur.

Dans quelques cas, nous avons trouvé au niveau du point où finit la branche profonde du cubital dans l'adducteur du pouce, quelques ramuscules qui allaient se jeter sur la gaîne externe, celle du pouce.

En résumé, la distribution nerveuse ne semble pas être toujours la même.

Celle que nous avons décrite se rencontre le plus fréquemment.

COMPARAISON DES GAINES PALMAIRES ET PLANTAIRES.

Nous avons pensé, en terminant cette partie anatomique, qu'il serait utile pour montrer toute l'importance des gaînes synoviales palmaires dans la production des inflammations de la paume de la main, de mettre en regard d'elles les gaînes de la face plantaire du pied.

Les gaînes de la plante du pied que nous avons eu l'occasion de disséquer lors du concours du prosectorat n'arrivent,les deux grandes, qu'au milieu de la plante. Elles ne se prolongent dans aucun des orteils extrêmes.

Celle du fléchisseur propre du gros orteil commence au niveau de la région postérieure du cou-de-pied et s'arrête d'autre part à l'articulation scaphoïdo-cunéenne, celle du fléchisseur des orteils s'arrête un peu plus en avant.

Les orteils sont pourvus à leur face plantaire, chacun d'une petite synoviale analogue aux synoviales digitales.

L'on voit par ce rapide exposé que la main et le pied sont conformés différemment.

Cette différence expliquera-t-elle la différence des lésions que l'on voit s'y produire? C'est ce que nous verrons tout à l'heure.

CONCLUSIONS.

Nous croyons pouvoir donner à la fin de notre travail anatomique les conclusions principales suivantes :

1) La main est pourvue à sa face palmaire de 5 synoviales annexées aux tendons.

3 digitales.

2 palmaires qui, normalement, se prolongent dans les doigts extrêmes correspondants.

2) Le prolongement de la synoviale carpo-phalangienne externe est constant quand la synoviale est saine.

3) Le prolongement de la synoviale carpo-phalangienne interne est très-fréquent.

4) La communication entre les deux portions digitale et palmaire est établie par un trajet très-étroit péri et intertendineux.

5) La grande sinoviale interne n'est annexée qu'aux tendons du petit doigt et de l'annulaire en partie. Ceux du médius et de l'index n'ont avec elle que des rapports médiats.

6) Les variétés de disposition des gaînes de la face palmaire de la main doivent être divisées en congénitales et acquises.

Seule la variété rare de la synoviale interne ne se prolongeant pas dans le petit doigt est congénitale.

Toutes les autres variétés, communication des deux gaînes, interne et externe, gaînes accessoires des tendons de l'indicateur, bourses séreuses précarpiennes, sont des dispositions acquises.

7) La variété congénitale est en même temps symétrique.

8) La main droite est beaucoup plus souvent que la gauche le siége des variétés acquises.

9) Les différentes variétés décrites se rencontrent beaucoup plus fréquemment chez les adultes hommes que chez les femmes et les enfants.

10) Les synoviales de la face palmaire de la main, surtout celles du pouce et du petit doigt, sont très-vasculaires.

Elles reçoivent des nerfs dont quelques-uns ont un trajet constant.

DEUXIÈME PARTIE

Recherches cliniques.

QUELQUES CONSIDÉRATIONS SUR LA PATHOGENIE DES INFLAMMATIONS PROFONDES DE LA MAIN.

Les gaînes synoviales de la face palmaire de la main donnent à la région dans laquelle elles se trouvent situées un cachet tout spécial, au point de vue des phénomènes pathologiques qui s'y produisent. Tous les chirurgiens qui ont étudié la pathologie de la main ont été frappés des désordres si graves qu'amènent les inflammations profondes de l'extrémité supérieure. Les collections liquides, dénommées hydropisies des gaînes synoviales, les tumeurs qui ont leur siége dans ces organes, présentent une configuration, une marche, un développement spécial, qui dépendent pour la plus grande part des dispositions anatomiques que nous avons signalées précédemment.

Depuis les travaux remarquables de Bauchet, de Michon, sur les inflammations profondes de la paume de la main et des doigts consécutifs aux panaris ou aux lésions traumatiques de ces derniers, depuis ceux de MM. Chassaignac et Gosselin, on avait accordé aux gaînes synoviales une part très-importante dans la production, la marche et la terminaison de ces affections.

Quand parurent le Mémoire de M. Dolbeau inséré dans le

Bulletin de thérapeutique en 1872, et une thèse remarquable d'un de ses élèves, notre collègue et ami Chevallet, tendant à rejeter sur les lymphatiques tout ce qui avait été dit auparavant des gaînes synoviales.

Je n'ai pas la prétention de venir dans mon travail attaquer la théorie nouvelle.

Il n'y a pas à douter qu'il y ait des abcès de la paume de la main et de l'avant-bras qui soit dus à des lymphangites. Ces dernières se rencontrent aux membres supérieurs comme aux membres inférieurs.

Je crois, cependant, d'accord en cela avec des maîtres illustres que, dans un grand nombre de cas, les synoviales jouent le plus grand rôle.

Ces séreuses vasculaires, véritables sacs préparés à l'avance pour la suppuration, entourées de tissu celluleux et séreux plus vasculaire encore, sont disposées de la façon la plus favorable pour recevoir et transmettre les poussées inflammatoires.

La théorie des synoviales a pour elle :

1) La démonstration anatomique.

2) La rupture dans un grand nombre de cas des culs-de-sac supérieurs des cavités séreuses, et les fusées au-dessous des couches musculaires de l'avant-bras.

3) Elle a pour elle ce fait d'observation bien nettement établi que les abcès profonds de l'avant-bras se voient habituellement à la suite des panaris et des blessures profondes du pouce et du petit doigt, et ne se voient que très-exceptionnellement après les blessures des autres doigts, dont la synoviale tendineuse est indépendante des deux grandes synoviales carpiennes.

4° Enfin elle nous éclaire sur les causes qui donnent de la gravité au pronostic dans ces cas, les adhérences des tendons, l'insuffisance du mouvement des doigts, la main en grifle, etc.

Tels sont les arguments qu'a émis, dans ses leçons cliniques, M. le professeur Gosselin, pour défendre la théorie des inflammations dans les gaînes synoviales et par elles.

Nous ajouterons à ces arguments, irréfutables dans un grand nombre de cas, le suivant qui me semble d'un poids considérable.

Il se tire de la comparaison des phénomènes inflammatoires qui se passent du côté du pied et du côté de la main.

C'est pour mieux amener cette comparaison, que j'ai mis en regard à la fin de mon étude anatomique la disposition des gaînes palmaires et plantaires.

Le pied, au point de vue des lymphatiques, présente une richesse aussi considérable que la main ; leur disposition générale est analogue ; seule celle des gaînes synoviales diffère.

Au lieu d'être exposées au traumatisme comme à l'extrémité supérieure, les deux grandes synoviales interne et externe sont cachées au fond de la plante du pied et n'arrivent jamais aux extrémités des orteils correspondants.

Que voyons-nous ?

C'est rarement que nous trouvons dans la plante du pied, comme dans la paume de la main, ces désordres considérables, ces abcès, ces fusées profondes, jusque dans le cou-de-pied et la jambe. Certainement, dans les cas de lymphangites profondes nous trouvons des abcès le long de la jambe et jusque dans la cuisse, ainsi que l'a très-bien indiqué M. Dolbeau, mais ces lésions présentent une tout autre physionomie que celles que nous considérons la plupart du temps dans la main.

Ce n'est pas cependant que la lymphagite soit rare au membre inférieur ; ce ne sont pas les traumatismes, les inflammations des orteils qui font défaut.

Nous avons fait pour nous éclairer sur ce point quelques

recherches dans les statistiques des hôpitaux, mises complaisamment à notre disposition par M. Groux, chef du service de santé.

Nous avons surtout relevé la statistique du service de notre maître M. Gosselin, à la Charité. Dans ces dernières années, tandis que sur 50 cas de plaies des orteils nous n'avons relevé aucune complication, il n'en a pas été de même pour le membre supérieur; dans 70 cas de plaies ou panaris des doigts, nous avons relevé 6 cas où il y eut complication de phlegmasies des gaînes synoviales, fusées dans l'avant-bras, etc., etc.

Nous sommes donc en droit de conclure que si, malgré l'analogie au point de vue du système lymphatique, le pied et la main se comportent différemment sous l'influence de lésions identiques, c'est qu'un élément autre entre dans la balance pour l'un des deux, et cet élément pour la main, c'est le système synovial.

Je ne veux pas m'engager plus avant dans une discussion sur ce terrain; d'autant plus que je crois que les deux théories ont leur part. Certains faits consignés par MM. Dol beau et Chevalet sont des cas de lymphangites profondes; cela doit être admis; mais un grand nombre des inflammations profondes, soit des doigts, soit de la paume de la main, sont des synovites.

Les défenseurs de la théorie lymphatique nous concèdent que dans quelques cas les synoviales sont prises, et alors c'est par transmission au contact de vaisseaux lymphatiques inflammés. Mais n'est-il pas certain que même dans ces cas l'élément essentiel est la synovite, c'est d'elle que la maladie tire une grande partie de sa gravité, c'est elle qui amène ces complicatious redoutables connues par tous les chirurgiens.

Dans une leçon clinique faite à l'hôpital Saint-Louis et publiée dans le *Progrès médical* du 4 août 1877, M. le docteur Duplay a cherché à concilier la théorie de la synovite et celle des lymphatiques. Il admet qu'il peut y avoir primitivement lymphangite du doigt et consécutivement par propagation de la synovite.

Il explique de cette façon les cas où l'on voit manifestement survenir de la synovite suppurée consécutivement à une érosion très-superficielle du petit doigt ou du pouce.

Il y aurait d'abord lymphangite, et par l'intermédiaire des lymphatiques, l'inflammation se propagerait profondément à la gaîne elle-même.

Un argument que l'on a élevé contre la théorie des synovites phlegmoneuses palmaires, c'est la limitation de l'inflammation suppurative, quoique la cavité soit continue.

C'est l'étude du mécanisme de cette limitation que nous avons surtout en vue maintenant.

6 cas de synovite suppurée des gaînes carpo-phalangiennes, dont 3 terminés par la mort, et plusieurs cas de synovite des gaînes digitales, l'une avec issue fatale, nous ont montré, les uns par l'autopsie, les autres par l'intermédiaire des phénomènes concomitants et consécutifs, la manière dont peut se faire cette limitation.

Dans sa leçon sur les synovites suppurées de la paume de la main, M. Gosselin insiste sur ce qu'il appelle la synovite plastique ou adhésive et sur son rôle considérable au point de vue de la limitation de la suppuration, sans oublier d'ailleurs combien elle peut être fâcheuse pour la conformation et les mouvements de la main et des doigts.

C'est elle qui va nous occuper maintenant.

DE LA SYNOVITE TENDINEUSE PLASTIQUE DANS LES CAS DE SUPPURATION DES GAINES SYNOVIALES DE LA FACE PALMAIRE DE LA MAIN.

Depuis les travaux de Velpeau, sur les inflammations des cavités séreuses et sur leur inflammation adhésive en particulier, l'attention des chirurgiens et pathologistes a été appelée sur la circonscription des collections de sérosité et de pus dans les grandes cavités viscérales.

Les cas de pleurésies, de péritonites enkystées, ne sont pas rares.

Si ces grandes séreuses sont disposées à l'inflammation adhésive tendant à limiter les collections qui s'y forment, combien plus favorablement le sont les gaînes de la main, soit digitales, soit palmaires.

Allongées en forme de canaux étroits dans lesquels sont appliqués les tendons, les synoviales digitales et les prolongements digitaux des séreuses carpo-phalangiennes présentent en certains points de véritables étranglements, dus soit aux arcades fibreuses qui les renforcent, soit aux dispositions spéciales que nous avons signalées.

Dans leur portion palmaire et carpienne, les deux grandes gaînes, l'interne surtout, ont une conformation propice à l'établissement des néomembranes, qui deviendront dans la suite de véritables adhérences.

Nous ne ferons que rappeler la disposition feuilletée de la cavité et son étranglement au niveau du canal carpien. Les divers replis sont pour ainsi dire tout préparés à adhérer les uns aux autres au moindre exsudat. Disons cependant que cette portion palmaire est certainement moins bien protégée que la portion digitale proprement dite.

La synoviale externe, elle, est beaucoup moins favorablement conformée, comparativement aux autres ; elle n'est pas feuilletée dans son intérieur ; de plus, l'étranglement qui la réunit au doigt proprement dit est moins bien formé que celui qui unit la portion palmaire de la gaîne interne à la portion digitale.

Nous verrons le pouce se comporter tout autrement que le petit doigt dans un certain nombre de synovites suppurées.

DE LA SYNOVITE PLASTIQUE DANS LES GAINES DIGITALES PROPREMENT DITES.

Les doigts sont atteints d'inflammations plus ou moins spontanées, ce sont les panaris. On les a diversement classés d'après le siége de l'inflammation et sa nature.

Chacune des espèces de panaris superficiel sous cutané et profond, a été divisée elle-même en variétés, suivant l'aspect spécial de la lésion, sa marche.

Pour nous, nous n'étudierons le panaris qu'en tant qu'il intéresse la gaîne tendineuse, c'est-à-dire le panaris profond.

D'autre part, la face palmaire des doigts est très-fréquemment atteinte de traumatismes.

Que la plaie attaque directement la gaîne synoviale ou que l'inflammation qui s'en empare s'y propage consécutivement, dans les cas de panaris comme dans ceux de plaies, voici comment les choses se passent dans les cas favorables, du moment qu'il y a suppuration de la cavité séreuse.

Après un traumatisme, par exemple, au niveau de la face palmaire de la deuxième phalange d'un des trois doigts médius, annulaire et index, ayant intéressé profondément les parties molles, on voit survenir une inflammation violente de tout le doigt.

Le maximum de la phlegmasie se trouve ordinairement au niveau du point frappé. Il peut y avoir concomitamment lymphangite avec adénite sus-épitrochléenne et axillaire.

Au bout de deux à trois jours, l'inflammation périphérique tombe et l'on constate la présence d'une collection fluctuante à la face antérieure de la première ou de la deuxième phalange.

Je ne parle pas des symptômes généraux trouvés chez le malade.

Comme trouble fonctionnel, le plus important est l'impossibilité presque absolue de faire exécuter les mouvements aux divers segments du doigt.

La collection s'ouvre spontanément ou est ouverte par le chirurgien.

Avec le stylet, on constate après l'évacuation du pus que la cavité dans laquelle l'instrument s'enfonce est souvent composée de deux parties, une sous-cutanée et une profonde, communiquant entre elles plus ou moins largement; quelquefois un simple pertuis, d'autrefois les deux cavités n'en font qu'une. Cependant, l'abcès une fois ouvert, l'inflammation s'amende, tous les phénomènes disparaissent et longtemps encore persiste un trajet fistuleux. Celui-ci donne issue de temps à autre à des fragments de matière comme fibro-purulente qui se divise dans l'eau, en filaments.

Le doigt reprend au-dessus et au-dessous de la fistule son aspect normal, et tout semble rentré dans l'ordre, si ce n'est que le malade ne peut exécuter aucun des mouvements de flexion des phalanges les unes sur les autres.

Les articulations des doigts sont cependant indemnes en général, et l'on ne pourra accuser l'immobilité prolongée pendant quelques jours d'avoir produit une arthrite adhésive. Telle est la marche la plus favorable du panaris tendineux proprement dit, suppuré des gaînes de l'annulaire, du médius et de l'index.

Dans un certain nombre de cas heureusement les plus rares, l'inflammation ne se limite pas, elle va gagner la paume de la main superficielle ou profonde, le dos de la main, et produire ainsi des désordres beaucoup plus étendus. Cette diffusion est facile à comprendre quand on songe aux rapports des culs-de-sac supérieurs des synoviales digitales avec le tissu cellulo-graisseux de la paume de la main. A ce niveau le tissu cellulaire sus aponévrotique et le tissu sous-aponévrotique communiquent largement par l'intermédiaire des espaces que présente l'aponévrose palmaire dans les points où elle se jette sur les gaînes fibreuses des doigts.

Dans les cas favorables, le squelette est rarement atteint. Quand on examine les fragments de la substance, qui s'éliminent par la fistule digitale, au microscope, on reconnaît aisément la structure d'un fragment de tendon plus ou moins altéré. On trouve le tissu tendineux désagrégé en filaments multiples, les points centraux ont souvent encore la structure normal du tendon sain. Des globules de pus en grande quantité sont interposés entre les divers tractus qui résultent de la dissociation de la corde tendineuse. C'est là la preuve absolue que la cavité séreuse a bien été ouverte, et que c'est bien elle qui est entrée en suppuration. Nous avons eu malheureusement dans notre service, cette année, un cas de mort par un panaris tendineux de l'index, sans qu'il y ait eu aucun phénomène inflammatoire grave du côté de la paume de la main ou de l'avant-bras.

Le sujet est mort d'infection purulente. Nous avons pu voir de la sorte les lésions tendineuses et celles de la gaîne synoviale.

L'autopsie nous a révélé les altérations suivantes.

La fistule conduit dans une cavité où se trouvent couché les deux tendons fléchisseurs. Ces tendons sont à ce niveau plus ou moins réduits en un détritus jaunâtre, noirâtre par place. Au-dessus et au-dessous de la cavité anormale de l'abcès, la synoviale est absolument intacte ainsi que les tendons qui s'y trouvent logés, comparativement au point le plus malade. On constate qu'ils sont appliqués directement l'un contre l'autre, et réunis entre eux et au feuillet pariétal par une substance molle gélatineuse qui circonscrit vers en haut et vers en bas les lésions plus graves décrites précédemment. Tel est le type que l'on trouvera en général.

Voici, d'ailleurs, quatre observations, dont l'une avec autopsie détaillée.

Observation I (due à l'obligeance de mon ami et ancien collègue de Beurmann). — Philadelphe Joumier, âgé de 17 ans, entre à l'hôpital Saint-Louis, salle Saint-Jean, n° 30, pour un durillon forcé de la base de l'annulaire droit.

Douleurs fortes et lancinantes, courbature depuis une huitaine de jours.

Gonflement de la partie inférieure de la paume de la main.

Poussées d'urticaire intermittentes hors de l'hôpital.

On constate à son entrée que l'épiderme de la base de l'annulaire est très-épais, jaunâtre et soulevé par une collection liquide qui n'est autre chose que du pus.

Enlèvement de la pellicule épidermique; constatation d'une fistule du derme à travers laquelle on voit au fond le tendon exfolié.

L'inflammation tombe complètement deux jours après l'incision.

L'observation ne dit malheureusement pas si les mouvements du doigt annulaire ont été complètement rétablis.

Il s'est agi évidemment ici d'un cas de panaris tendineux consécutivement avec synovie plastique, au-dessus et au-dessous de la collection purulente qui ne s'est étendue ni en bas vers le bout du doigt, ni en haut vers la paume de la main.

L'observation suivante recueillie dans le service de M. le professeur Gosselin est plus probante encore.

Obs. II. — Le nommé Tripier (Henri), âgé de 42 ans, maréchal-ferrant, entre salle Sainte-Vierge, n° 26, le 14 avril.

Comme il tient ordinairement les tenailles de la main gauche, et qu'il appuie sur les deux branches avec l'éminence thénar d'un côté, la base de la partie externe de la paume de la main, de l'autre, il s'est formé au niveau de la racine de l'index gauche un durillon assez étendu.

Le 17 mars, il commença à en souffrir en même temps qu'il se déclara du gonflement et de la rougeur de toute la face palmaire de l'indicateur et de la partie inférieure de la paume de la main.

La flexion du doigt devint absolument impossible.

Le malade ne se rappelle nullement avoir souffert dans l'aisselle et dans l'avant-bras.

Le 14 avril on note la formation d'une collection purulente au-dessous du durillon et en arrière de lui. On l'ouvre en enlevant la peau dure. Issue de pus en quantité assez considérable.

Les jours suivants, il sort par la plaie des fragments de tissu pulpeux et jaunâtre qu'on reconnaît sous le microscope comme appartenant à des tendons exfoliés.

La fistule persiste pendant assez longtemps.

Elle est située un peu sur le côté du doigt. Ce dernier n'est plus douloureux qu'à son voisinage.

Le malade sort guéri le 20 avril. Mais l'on trouve que tout mouvement de flexion est aboli dans le doigt indicateur, tant du doigt sur la main que des différentes phalanges les unes sur les autres.

Les articulations digitales sont absolument intactes ; on peut faire exécuter des mouvements légers aux divers segments de l'index.

Il est certain qu'ici encore nous avons eu affaire à une synovite suppurée partiellement seulement de l'extrémité supérieure de la gaîne de l'indicateur. Si elle n'a suppuré que partiellement, nous pouvons penser que des adhérences se sont établies entre le feuillet viscéral et le feuillet pariétal au voisinage de l'abcès, et ont opposé de la sorte une véritable barrière à la fusée purulente. Les tendons ont bien été pris, ce qui démontre leur exfoliation. Les mouvements abolis ne résultent pas de la rigidité articulaire, mais bien des adhérences des tendons entre eux et au feuillet pariétal de la séreuse.

Obs. III. — Delanost, âgé de 30 ans, journalier, entre le 10 mai, salle Sainte-Vierge, n° 1.

Il est atteint d'un panaris tendineux du médius droit au niveau de la deuxième phalange.

Il se fait de l'exfoliation des tendons et il persiste un orifice fistuleux par lequel font bientôt hernie de gros bourgeons charnus, grisâtres et facilement saignants.

L'articulation de la deuxième avec la troisième phalange se prend.

On propose au malade l'amputation qui est pratiquée dans la continuité de la première phalange.

On emploie le procédé à lambeau palmaire, le pansement ouaté avec drain.

Guérison dix jours après l'opération.

Voici maintenant ce que nous observons à l'examen anatomique du doigt amputé. En fendant le doigt antérieurement, on tombe dans une cavité qui est remplie des fongosités signalées dans l'observation. Les deux tendons des fléchisseurs, mais surtout le profond, sont en partie détruits.

En bas et en haut, les fongosités cessent et sont remplacées par une substance molle, comme gélatineuse, excepté toutefois au niveau de l'articulation phalangino-phalangettienne, où se trouve un abcès circonscrit dans la gaine même.

Ostéite et périostite des phalanges jusqu'à la première.

Arthrite de la dernière articulation du doigt et de l'articulation phalango-phalanginienne.

Ici nous avons directement sous les yeux les lésions produites, et nous trouvons qne la synovite plastique s'est encore développée autour des points de suppuration.

L'observation suivante est plus probante encore.

Obs. IV. — Turlin (Etienne), cocher, âgé de 42 ans, entre le 25 janvier 1877, salle Sainte-Vierge, n° 19.

Il est atteint de panaris et de phlegmon suppuré du dos et de la paume de la main, le tout consécutif à une contusion réitérée au niveau de l'index droit.

Le durillon a débuté il y a trois semaines, le phlegmon il y a dix jours.

Il s'est ouvert à la face palmaire de l'index et nous incisons quand le malade entre un gros abcès du dos de la main. La gaine tendineuse de l'index est ouverte.

Pas de propagation à la partie profonde de la paume.

Le malade se croyant suffisamment guéri sort contre la volonté du chef de service le 3 février.

Il persiste à sa sortie une fistule digitale au niveau de la première phalange (partie inférieure) de l'indicateur, sur sa face palmaire et une autre ouverture non encore cicatrisée sur le dos de la main. Tout mouvement actif du doigt lui est absolument impossible.

Le malade rentre dans le service le 8 février avec tous les signes d'une pyohémie commençante, sans qu'il y ait rien eu du côté de l'état local qui fit à sa sortie prévoir une si grave complication. On constate à son entrée que la cicatrisation des fistules n'a fait aucun progrès.

Les bords des plaies sont blafards.

La pyohémie évolue dans l'espace de six jours et le malade meurt le 13 février.

Voici ce que nous constatons à l'autopsie, dont nous avons déjà précédemment donné un résumé succinct.

Viscères. — Abcès métastatiques pulmonaires et hépatiques, très-nombreux surtout dans le foie, qui pèse près de 2,500 grammes ; reins blancs, volumineux, lésions d'une néphrite au début. Cœur sain.

Membre supérieur. — Pas d'abcès le long des vaisseaux de l'avant-bras et du bras, pas de pus, ni dans les veines, ni dans les lymphatiques, malgré les recherches les plus minutieuses.

Examen du doigt. — Après avoir ouvert la cavité au fond de laquelle on aperçoit les tendons en détritus, on constate que cette cavité est limitée aussi bien en haut qu'en bas, et qu'on n'arrive nulle part sur l'os dénudé. Nous faisons une section antéropostérieure de tout le doigt en masse.

Dissemblance absolue des diverses portions de la gaîne digitale. Destructions des tendons, mais surtout du profond au niveau de la portion moyenne de la première phalange. Lésions moins avancées du tendon superficiel ; les deux se laissent assez facilement séparer.

Au niveau du foyer, perforation du feuillet pariétal de la synoviale qui regarde le médius, issue de pus crémeux dans le tissu cellulaire. Communication bien nette des deux foyers extra et intra-synovial.

Au niveau de la cavité de l'abcès de la gaîne le périoste et le tendon profond sont confondus ; la coupe de la phalange montre l'os plus rouge que dans les autres points, au niveau des parties malades. Au-dessus et au-dessous, l'on est frappé de l'intégrité relative de la gaîne et des tendons eux-mêmes.

Ceux-ci sont unis l'un à l'autre et au feuillet pariétal périphérique, surtout le profond, par une substance pulpeuse, comme gélatineuse, qui oblitère absolument le canal séreux aussi bien vers la paume de la main que vers l'extrémité inférieure du doigt.

Les articulations des phalanges entre elles ne sont nullement atteintes et les mouvements provoqués s'y passent sans aucune difficulté.

Que trouvons-nous dans cette observation? Encore un panaris tendineux limité et les exsudats protecteurs de la synovite plastique.

Voilà donc quatre cas bien nets où nous voyons la gaîne synoviale suppurée partiellement et atteinte autour du foyer de suppuration de cette inflammation adhésive qui forme comme un obstacle réel à la propagation de la suppuration. Est-ce à dire que toujours les choses se passeront de cette façon?

Il en est ainsi dans le plus grand nombre des cas. Quelquefois, cependant, l'inflammation suppurative se propage à la paume de la main; nous n'avons pas vu de faits qui nous permettent de dire au juste quel est alors l'état de la gaîne et des tendons.

Que devient dans la suite la synovite plastique, telle que nous l'étudions?

L'exsudat peut se résorber ou s'organiser. La résorption se fait dans un grand nombre de cas de synovites adhésives simples sans suppuration, soit traumatiques, soit rhumatismales. C'est ce que nous remarquons dans les cas de synovite crépitante des extenseurs, des péroniers, etc.

Il ne paraît pas en être aussi souvent de même dans les cas de synovites suppurées et plastique mélangées.

C'est ainsi que dans les quelques autopsies de panaris anciens qui ont été faites, on a observé des adhérences totales on partielles des tendons entre eux et aux parois de la gaîne, adhérences qui oblitéraient complètement ou en partie la cavité.

1er *Cas* présenté par M. Verneuil à la Société anatomique 1857 : ancien panaris de la gaîne des fléchisseurs du médius; adhérences de la peau aux tendons au niveau de l'ouverture du panaris cicatrisée; dans le reste de la gaîne, adhérences totales des tendons entre eux et aux parois ; articulations du doigt absolument intactes ; impossibilité de fléchir néanmoins les différentes phalanges.

2ᵉ *Cas* présenté en 1868 par M. Nicaise : Ancien panaris de la gaîne du petit doigt ; les tendons étaient adhérents entre eux et au feuillet pariétal.

3ᵉ *Cas* de M. Charpentier, 1869, présenté à la Société anatomique : Panaris de l'indicateur ; rétraction des trois derniers doigts sans ankylose des petites articulations. Ce dernier cas, nous le citons pour montrer que les articulations des doigts ne deviennent pas aussi rapidement raides qu'on a bien voulu le dire.

Quand les adhérences se sont ainsi produites et que les doigts sont devenus immobiles, soit fléchis, soit étendus, ce qui est fréquent, dans leurs divers segments ; on a, en effet, accusé les articulations d'être la cause essentielle de la perte des mouvements. Or, dans les quelques cas que nous venons de signaler, cas auxquels nous ajouterons encore deux autres bien décrits dans la thèse de Cazanou (1866) sur les synovites fongueuses (c'était le médius qui était pris dans les deux), les articulations étaient absolument intactes.

La gêne des mouvements provient donc surtout des adhérences tendineuses.

Ce n'est pas à dire que les articles ne soient jamais malades ; mais ils ne le sont que dans un nombre de cas restreint, et le plus souvent par propagation de la synovite. C'est ce que nous avons vu chez le sujet atteint de panaris terminé par une pyohémie.

DE LA SYNOVITE PLASTIQUE DANS LA SYNOVIALE CARPO-PHALANGIENNE INTERNE.

Le petit doigt va nous fournir une transition toute naturelle pour étudier la synovite plastique dans les cas de suppuration de la grande gaîne carpo-phalangienne interne;

Quand nous avons fait l'anatomie de la séreuse du petit doigt, nous avons insisté sur la manière dont elle communiquait presque constamment avec la grande cavité carpo-palmaire.

Nous avons montré l'étroit trajet péri et intertendineux qui permettait seul l'accès de l'une dans l'autre de l'air ou du stylet.

Nous croyons que cette disposition, favorisant le développement de néomembranes inflammatoires, et l'obturation très-rapide du trajet, empêche souvent la propagation des inflammations suppuratives du petit doigt dans la région palmaire et réciproquement.

C'est une donnée de l'observation, que dans un assez grand nombre de plaies et panaris du petit doigt la suppuration ne se propage pas à la paume de la main et à l'avant-bras, suivant le trajet de la synoviale. Le cas présenté par M. Nicaise à la Société anatomique, cas que nous avons cité plus haut, vient déjà à l'appui de ce que nous avançons, car il est véritablement rare que les deux portions de la gaîne interne ne communiquent pas ensemble.

Nous avons eu l'occasion d'observer cette année deux malades atteints de panaris tendineux du petit doigt, l'un limité, l'autre avec transmission à la région palmaire.

Voici comment les choses se sont passées :

Obs. V. — Tessier (Joseph), âgé de 55 ans, journalier robuste, entre le 30 janvier 1877, salle Sainte-Vierge, nº 10. Il nous raconte qu'il y a dix jours environ une lourde pierre angulaire lui est tombée sur l'auriculaire de la main gauche. Peu après, le petit doigt atteint de plaie au niveau de sa partie moyenne est devenu rouge et gonflé, de plus très-douloureux. Aucune douleur, ni dans l'avant-bras ni dans l'aisselle.

On observe à son entrée :

Au niveau de la face palmaire de la première phalange de l'auriculaire, une plaie très-profonde que nous ne cherchons pas à sonder de peur de communication avec la gaîne des fléchisseurs; elle est en train de se réparer sur la périphérie, mais conserve malgré cela l'apparence d'une fistule.

Les mouvements du doigt sur la main ne sont pas tout à fait supprimés; ceux des divers segments le sont au contraire tout à fait.

Il n'y a pas de trace de propagation de l'inflammation à la grande gaîne interne et le malade, par ses renseignements, nous indique qu'il n'y en a pas eu les premiers jours. Immobilité; pansement phéniqué.

Le 12 mars, on retire par la plaie supérieure, car une nouvelle fistule s'est formée au-dessous de la précédente, un fragment de tissu fibreux jaunâtre présentant absolument l'aspect d'un tendon en suppuration.

L'examen microscopique vérifie tout à fait cette présomption.

Il est donc bien prouvé que la plaie était pénétrante.

Malgré cela, pas de communication de la phlegmasie à la portion palmaire de la gaine carpo-phalangienne interne.

Le 21. Il sort encore un morceau de tendon de la plaie inférieure.

Le malade nous quitte quelques jours après pour aller à Vincennes.

Il nous revient trois semaines après sa sortie. On remarque qu'il n'y a plus de fistule. Le petit doigt se plie sur la main; mais il est absolument impossible au malade de fléchir les uns sur les autres les différents segments de l'auriculaire.

L'observation suivante nous montre une marche toute différente.

La synovite plastique a manqué.

Obs. VI. — Le nommé A..., âgé de 23 ans, marchand de vins, entre le 18 mai 1875 à l'hôpital Lariboisière, salle Saint-Louis (service de M. Tillaux), nº 20.

Il nous raconte qu il a eu la main droite pincée entre la porte d'une cave et un tonneau qu'il y descendait ; il y a de cela 7 jours.

Le point de la main où il a été pris correspond aux articulations métacarpo-phalangiennes des trois derniers doigts, médius, annulaire et auriculaire.

Le malade mit sa main au repos ; mais, il y a 4 ou 5 jours, il commença à ressentir dans la main et le petit doigt des douleurs très-vives, en même temps qu'il se déclara à la paume de la main et à la face palmaire du doigt blessé un gonflement très-douloureux avec rougeur.

A l'entrée du malade on voit :

Etat local. — Petite plaie de la face antérieure du petit doigt un peu au-dessus du pli digito-palmaire, donnant issue à du pus sanieux venant de la paume de la main quand on y exerce une pression. Rougeur et gonflement du petit doigt, de la face antérieure de la main et du poignet; le ligament annulaire étrangle la tuméfaction et semble la diviser en deux loges.

Impossibilité absolue des mouvements surtout des deux derniers doigts; mouvements provoqués amenant de vives douleurs.

Rien du côté du pouce.

Aucune traînée de lymphangite; pas d'adénite, soit épitrochléenne soit axillaire.

Etat général. — Abattement, langue blanche et anorexie, état fébrile très-prononcé. Température élevée. M. Tillaux diagnostique une synovite aiguë de la grande gaîne interne venue du petit doigt.

On ordonne du sulfate de quinine à la dose de 0,60 centigrammes, bains locaux et larges cataplasmes. Malgré cela, l'affection fait des progrès les jours suivants.

Le gonflement augmente.

Au-dessus du ligament annulaire antérieur du carpe on sent de la fluctuation profonde.

Le 24 mai, on ouvre un abcès sur le trajet de la cubitale, immédiatement au-dessus du poignet.

Issue d'une quantité très-considérable de pus, la température baisse les jours suivants.

Le 29. Nouvelle incision sur la face antérieure et à l'union de l'auriculaire avec la paume de la main, issue de pus en quantité assez abondante.

11 juin. On incise la paume de la main.

A partir du 16 juin, les symptômes locaux s'amendent et le mieux s'accentue rapidement.

Ce malade nous a présenté un phénomène assez singulier que nous avons vu dans un autre cas de panaris tendineux de l'index. Il eut, pendant sa convalescence, trois poussées d'urticaire généralisée accompagnées de symptômes généraux en apparence très-graves. Syncope, nausées, vomissements, dyspnée intense. Le tout durait chaque fois vingt-quatre heures au maximum.

Le malade sort de l'hôpital en juillet; déformation de la main; mouvements des doigs très-difficiles.

Nous n'avons pu le retrouver pour constater ce qu'étaient devenus ceux de l'auriculaire et des autres depuis cette époque.

Nous avons évidemment eu affaire à une vraie synovite suppurée de la grande gaîne palmaire interne.

Il n'y avait aucun signe qui autorisât le diagnostic de lymphangite profonde. Il n'existait ni lymphangite superficielle, ni adénite.

L'abcès ouvert sur le trajet de la cubitale au poignet répond au point où se trouve le cul-de-sac de la gaîne carpo-phalangienne interne, en dedans et au-dessous du paquet des fléchisseurs. La cubitale est d'ailleurs situ éed ans la gaîne celluleuse même des fléchisseurs.

Pourquoi dans ce cas la propagation s'est-elle faite si facilement? Nous allons essayer de l'expliquer à l'aide des notions d'anatomie que nous possédons.

Nous avons vu, quand nous avons étudié le mode de communication des deux portions digitale et palmaire de la grande synoviale interne, qu'il existait près du niveau de l'articulation métacarpo-phalangienne un vrai détroit inter et péritendineux.

La lésion siége-t-elle au dessus de ce détroit ou à son niveau, très-près par conséquent de la gaîne palmaire, la transmission de l'inflammation de la plaie se fera beaucoup plus facilement que si elle siégeait au-dessous du côté du petit doigt.

Dans ce dernier cas, l'inflammation adhésive a le temps de se produire et par cela même d'opposer une sorte de barrière à la suppuration.

Le cas suivant, que nous avons observé dans le service de notre maître M. Demarquay semble encore confirmer cette interprétation.

Obs. VII. — Le nommé A. B..., ouvrier en papiers peints, entre le 16 janvier 1874 à la Maison de santé. Il vient d'avoir le petit doigt gauche pris dans un engrenage. On constate à son entrée que l'auriculaire est broyé jusqu'à 3 centimètres 1/2 environ de l'articulation métacarpo-phalangienne. La partie supérieure est intacte. Nous enlevons immédiatement le morceau de doigt qui pend, nous coupons les tendons qui étaient encore continus, quoique lacérés aussi, et nous soumettons la main à l'irrigation continue par l'eau froide, en recommandant au blessé la plus grande immobilité. Les jours suivants aucun accident : la plaie irrégulière bourgeonne, les bouts des tendons qui dépassaient la solution de continuité s'exfolient. Un petit morceau de la phalange se nécrose.

Le 10 mars, le malade sort complètement guéri, en gardant le tiers supérieur environ de son auriculaire.

Ici encore la lésion siégeait assez loin du détroit précité et nous n'avons pas eu de synovite palmaire.

Obs. VIII. — L'observation que nous allons citer nous montre une plaie de la paume de la main, au niveau de la main, au niveau de la grande synoviale et au-dessus du détroit, suivie de synovite suppurée.

Nous l'avons recueillie dans le service de notre cher maître, M. Tillaux, alors que nous avions l'honneur d'être son interne.

Le nommé J. B.., âgé de 47 ans, journalier, entre le 8 juin 1875, salle Saint-Louis, lit n° 31, à l'hôpital Lariboisière.

Il nous raconte qu'il y a quelques jours il s'est enfoncé profondément une grosse écharde au niveau de la partie interne de la paume de la main.

Le corps vulnérant a été retiré aussitôt.

Mais la plaie s'est enflammée et il est survenu un gonflement très-douloureux de la paume de la main et du poignet avec fièvre, qui amène le malade à l'hôpital.

L'on constate à son entrée tous les signes d'une synovite de la grande gaîne interne.

Presque rien du côté du petit doigt.

Gonflement de la paume de la main et de l'avant-bras au niveau du poignet, rougeur et œdème ; douleur très-forte à la pression, fièvre, T. 39°,4.

22 juin. Ouverture d'un vaste foyer situé au-dessous des fléchisseurs, issue d'une quantité considérable de pus.

Le 24. Controuverture un peu plus haut dans l'avant-bras et sur la ligne médiane.

4 juillet. Contre-ouverture au niveau de la paume de la main. Drainage. A partir de ce moment l'inflammation tombe, la suppuration diminue.

Le malade sort au mois d'août pour aller à Vincennes.

L'on constate à sa sortie une raideur considérable du poignet et des doigts. Il n'y a pas eu pendant tout son séjour de signes de lymphangite, ni d'adénite axillaire appréciable.

D'après les faits que nous venons de signaler, il nous semble qu'on peut expliquer d'une façon rationnelle la supériorité de l'amputation dans la continuité de la première phalange du petit doigt sur la désarticulation. Il est incontestable que lorsqu'on désarticule, on ouvre la grande gaîne palmaire dans sa partie inférieure et les inflammations suppuratives s'y développent facilement.

Nous avons vu les inflammations remonter du petit doigt dans la paume de la main, le contraire s'observe peut-être moins souvent.

En effet, il semble que les phlegmasies traumatiques et spontanées de la gaîne synoviale carpienne s'arrêtent plus facilement au petit doigt que celles de l'auriculaire à la portion palmaire.

Deux autopsies que nous avons eu l'occasion de faire cette année nous ont montré nettement ce qui arrive.

Obs. IX. Le nommé Dubois (Lucien), âgé de 33 ans, bijoutier, d'un tempérament lymphatique prononcé, entre salle Sainte-Vierge (service de M. Gosselin), n° 6, le 13 mars 1877.

Pas d'antécédents tuberculeux du côté de sa famille, s'enrhume cependant assez facilement et tousse tous les hivers.

Au mois d'octobre 1875, il remarqua un gonflement qui envahit l'éminence hypothénar du côté droit jusqu'au poignet ; il pliait encore facilement l'auriculaire.

En 1876, il se fit sur la face dorsale du petit doigt, au niveau de l'articulation des deux dernières phalanges entre elles, une ouverture qui est restée fistuleuse depuis octobre 1876, et qui a donné constamment issue à du pus.

Depuis le début, le gonflement du poignet a sans cesse augmenté, mais lentement et sans grandes souffrances.

Les douleurs ont commencé à se manifester il y a quelques mois seulement ; le malade accuse aussi depuis quelque temps des élancements dans la main, des fourmillements dans les doigts qui remontent jusque dans le bras, de la lourdeur de la main.

Enfin, il y a 6 jours, il se déclara un peu de rougeur sur les téguments primitivements tuméfiés ; c'est d'ailleurs ce qui l'a décidé à entrer. On observe :

Etat local. — Gonflement en massue de l'extrémité du petit doigt de la main droite, là où les deux phalanges terminales s'articulent ensemble.

Fistule sur le dos du doigt, près de l'interligne articulaire; on pénètre par l'orifice dans une cavité, on ne sent pas l'os à nu, mais comme des surfaces fongueuses.

Mouvements de latéralité de l'articulation probablement ouverte.

Gonflement du poignet et de l'éminence hypothénar avec rougeur; fluctuation profonde avec crépitation hordéiforme; on renvoie le liquide d'un bout à l'autre de la tumeur.

C'est surtout la partie interne du poignet qui est gonflée et fluctuante et la partie supérieure de la région palmaire moyenne.

Le petit doigt lui-même, sauf son extrémité, ne semble pas gravement atteint. Habituellement, le malade fermait la main, maintenant il ne le peut qu'avec beaucoup de peine.

Depuis deux jours, il s'est produit à la partie supérieure de la région hypothénar une petite tumeur avec fluctuation superficielle. M. Gosselin fait une piqûre avec une épingle ; il n'en sort rien ; on conclut à l'existence de fongosités.

Diagnostic. — Synovite probablement fongueuse de la grande gaîne synoviale interne, avec liquide et grains riziformes ; poussée inflammatoire ; en ce moment, la poche est en voie de suppuration. Tumeur blanche de l'articulation phalanginio-phalangettienne de l'auriculaire.

Le 17 mars, on pratique une nouvelle ponction, vu l'augmentation de la tumeur et la netteté de la fluctuation. Il s'échappe par la piqûre un jet de liquide séro-purulent. L'abcès est immédiatement ouvert au bistouri, sortie d'une grande quantité de pus qui semble venir de loin : on le fait couler en pressant d'un côté sur le poignet, de l'autre sur la paume de la main.

M. Gosselin pense à un abcès en bouton de chemise communiquant très-probablement avec la grande gaîne interne.

18 mars. Il sort par la pression un liquide filant séro-purulent avec petits grumeaux fibrineux.

Le 21. Issue d'un certain nombre de gros grains hordéiformes au milieu du pus.

Il est donc bien avéré que l'abcès superficiel communique avec la synoviale carpo-phalangienne interne entrée en suppuration.

Le 23. Nous explorons soigneusement les différents points de la région palmaire et les doigts pour bien nous rendre compte de la limitation de l'inflammation.

Le petit doigt nous paraît absolument intact dans tout son trajet jusqu'au-dessus de son articulation métacarpo-phalangienne.

La gaîne du pouce ne semble nullement atteinte pour le moment.

Quand on presse sur le petit doigt ou le pouce, il n'y a pas de reflux de pus par l'orifice palmaire.

La pression au-dessus et au-dessous du ligament annulaire antérieur du carpe est au contraire très-douloureuse et provoque un écoulement assez abondant de liquide séro-purulent.

L'état général n'est pas mauvais, léger mouvement fébrile le soir; quelques sueurs nocturnes.

Passage de deux tubes à drainage, l'un vertical de la paume de la main dans le poignet, l'autre oblique de l'éminence thénar au dessus du ligament annulaire.

Les jours suivants, les symptômes indiqués tout à l'heure s'accentuent davantage. Le gonflement et la douleur augmentent; l'inflammation suppurative devient évidemment très-violente.

La région thénarienne et le pouce, intacts jusqu'alors, se prennent.

Le 1er avril. Nous trouvons que les articulations du poignet, carpo-carpiennes, médio-carpiennes et radio-carpiennes sont atteintes d'arthrite; douleurs assez vives au moindre mouvement, rougeur et gonflement surtout sur le dos du poignet; des craquements et des frottements rugueux commencent à apparaître deux, trois jours après le début apparent de la lésion.

Le malade baisse comme état général; la cachexie fait de rapides progrès; formation d'un abcès sur le dos de la main.

Le 13. Il se déclare une hémorrhagie très-abondante par les incisions pratiquées, mais surtout par celle du poignet. Les hémorrhagies se répètent dans la journée et les jours suivants, malgré l'emploi de tous les moyens hémostatiques; le malade s'affaiblissant très-rapidement, on lui propose l'amputation de l'avant-bras. Elle est pratiquée le 16 avril.

Sans insister sur les dernières phases de l'observation qui s'est terminée par la mort du malade, par phthisie rapide, passons immédiatement à l'examen anatomique de la main amputée.

Autopsie de la main amputée. — La main est énorme. Contraste du gonflement de la paume et du poignet avec l'état presque normal du petit doigt.

Les ouvertures qui existent à la région palmaire et carpienne antérieure sont au nombre de quatre et donnent issue, les supérieures surtout, à des caillots et à du sang liquide.

Elles sont disposées de la façon suivante: L'une d'elle, la plus inférieure, est située sur la région hypothénar, à la limite inférieure de la région; elle s'est faite spontanément. Les trois autres sont artificielles et placées l'une à la partie supérieure du thénar, l'autre dans la portion moyenne de la paume de la main; la troisième enfin, au-dessus de la partie interne du ligament annulaire, un peu en dehors de la direction de l'artère cubitale.

Les trois supérieures communiquent facilement entre elles, surtout les deux internes.

Nous commençons par enlever la peau, le tissu cellulaire sous-cutané, qui sont évidemment enflammés et unis intimement aux parties profondes.

Dissection de la région palmaire. — En introduisant la sonde cannelée par l'orifice de la paume de la main et en ouvrant sur elle, on tombe dans une grande cavité qui n'est autre que celle de la grande synoviale interne.

Cette cavité contient un pus verdâtre épais, ses parois sont noirâtres et comme filamenteuses. La masse des tendons fléchisseurs est refoulée en dehors et en avant, et applique fortement contre le ligament annulaire antérieur, le nerf médian.

Il n'existe plus ni loge intertendineuse, ni loge prétendineuse.

Des adhérences solides unissent les tendons de l'annulaire et de l'auriculaire entre eux et au feuillet pariétal antérieur.

Le tissu séreux qui entoure les tendons du médius et de l'index ne se distingue plus. Le paquet tendineux ne fait plus qu'un.

Sur la face libre des tendons et à la partie supérieure seulement se voient quelques petites fongosités. Dans l'éminence hypothénar, la grande cavité communique avec un abcès qui a détruit presque tous les muscles de cette dernière jusqu'au niveau de l'os pisiforme. En dehors, elle s'ouvre par un large orifice dans une cavité moins grande qui communique elle-même largement avec la partie supérieure de la synoviale carpo-phalangienne externe.

La cloison qui sépare le foyer interne du foyer moyen est épaissie, bourgeonnante et recouverte de pus.

L'ouverture cutanée thénarienne conduit précisément dans la poche moyenne située en arrière des tendons de l'index et du médius.

En remontant vers le poignet, on constate que cette grande cavité anfractueuse, formée de trois parties principales, s'est rompue en dedans et en haut, et communique largement avec un foyer qui fuse au loin au-dessous de la masse musculaire des fléchisseurs de l'avant-bras; le cul-de-sac supérieur de la synoviale externe est oblitéré par des adhérences, tandis qu'en bas la gaîne est en pleine suppuration.

Le cul-de-sac supérieur de la synoviale interne n'existe plus. Il a été évidemment rompu, ainsi que cela s'est déjà vu dans un certain nombre de cas.

Ce n'est pas tout.

Dans cette grande poche suppurée et si anfractueuse, on trouve le long de sa paroi interne l'artère cubitale entourée de caillots noirâtres et mous ; des caillots se trouvent dans la poche elle-même. Quand on pousse doucement de haut en bas une petite bougie en gomme dans l'artère à partir de sa section anti-brachiale, le stylet, au lieu de continuer sa route jusqu'à l'arcade palmaire superficielle, sort par un orifice irrégulier déchiqueté, allongé, intéressant la paroi externe du vaisseau, puis de là se rend dans la cavité commune.

Il y a donc là une perforation de la cubitale, au moment où elle quitte la gaîne des fléchisseurs pour passer dans le dédoublement de l'aponévrose palmaire superficielle.

L'orifice cutané fait pour donner issue au pus pendant la vie du malade est situé en dehors du trajet du vaisseau.

Voyons maintenant les doigts.

Petit doigt. — Nous sommes frappé, en ouvrant ce dernier, de la différence d'aspect que présentent ses deux tendons fléchisseurs d'avec les autres tendons de la paume de la main.

La gaîne semble saine au premier abord et cela à partir de l'extrémité de l'auriculaire.

Le tendon superficiel est luisant et nacré à sa face antérieure, comme il l'est dans un doigt normal.

On remarque en voulant soulever le tendon superficiel et le détacher du profond, qu'au niveau de la communication ordinaire des deux portions digitale et palmaire de la grande gaîne carpo-phalangienne, les deux organes adhèrent fortement l'un à l'autre et le tendon profond à la gouttière arthro-phalangienne.

Ces adhérences sont formées par une matière molle, gélatineuse, qui n'est autre chose qu'un exsudat plastique assez récent.

L'inflammation suppurative s'est donc arrêtée. Elle n'est pas descendue jusqu'au bout du petit doigt.

La synovite plastique elle-même n'existe que jusque vers la deuxième phalange ; à partir de ce point, les tendons sont absolument libres. Tout à fait en bas, sur la base de la troisième phalange, petit abcès qui ne communique pas avec la cavité séreuse et tendineuse, mais avec l'articulaire au niveau de l'insertion du tendon profond.

L'articulation est atteinte de tumeur blanche caractérisée, surtout par des fongosités, et la dénudation absolue des surfaces articulaires. Les autres articulations de l'auriculaire sont saines.

Pouce. — La gaîne du tendon fléchisseur propre du pouce est complètement remplie de pus jusqu'à l'insertion à la deuxième phalange ; contraste avec le petit doigt.

Les articulations du pouce sont normales ; sur le dos de la main, un abcès assez considérable par lequel on arrive sur un point largement dénudé de la face dorsale de la main.

Nous n'insisterons pas en ce moment sur d'autres lésions très-intéressantes trouvées sur le poignet de ce sujet, nous les étudierons bientôt tout spécialement.

Plusieurs faits sont dignes d'intérêt dans cette observation.

Nous voyons une synovite suppurée limitée par des adhérences au niveau du passage étroit qui fait communiquer le petit doigt avec la région palmaire; l'oblitération du cul-de-sac supérieur de la synoviale externe par ces mêmes adhérences, la disparition des cavités intertendineuse et prétendineuse.

Comme points importants encore, surtout au point de vue de la pathogénie des abcès profonds de l'avant-bras, la rupture du cul-de-sac supérieur de la gaîne interne sans parler de l'ulcération de la cubitale.

Examine-t-on le pouce, c'est une tout autre physionomie que celle de l'auriculaire, la gaîne est suppurée jusqu'en bas.

Enfin, les deux synoviales principales du poignet communiquent largement ensemble par l'intermédiaire d'une troisième cavité. Cette dernière est-elle une séreuse annexée à l'index (tendon profond), est-ce un abcès dans le tissu séreux intersynovial ? c'est ce qu'il est impossible de savoir.

L'observation suivante est tout aussi intéressante.

Obs. X.— Freuet (Jacques), 61 ans, cordonnier, entre le 8 mars 1877 dans le service de M. Tillaux, à Lariboisière.

Il raconte qu'il y a un mois environ il s'est coupé à la face palmaire du pouce droit; quelques jours après il est survenu de la fièvre; la main et le poignet se sont tuméfiés. Le malade assure n'avoir eu au début ni frisson, ni douleur dans l'aisselle.

Il a été soumis à de grands chagrins et à des fatigues corporelles très-fortes.

Le mal n'ayant fait qu'empirer, il demande son admission.

Voici ce que l'on constate :

Etat général. — Grave. Sécheresse de la langue, chaleur de la peau; un peu de subdélirium.

Etat local. — Gonflement œdémateux sans grande rougeur de toute la main droite et de l'avant-bras correspondant; pas de traînées de lymphangite sur le membre supérieur; pas de ganglions, ni épitrochléens, ni axillaires.

Tous les doigts sont à demi-fléchis et, quand on essaye d'étendre le doigt auriculaire et le pouce, le malade éprouve des douleurs très-vives.

La palpation révèle un point très-douloureux dans la paume de la main et au-dessus du ligament annulaire du carpe ; pas de fluctuation appréciable.

Cataplasmes. Vin de quinquina. Bordeaux.

Les jours suivants, l'agitation, le délire s'accentuent, ainsi que la sécheresse de la langue.

En présence de cet état grave, M. Tillaux pense à une collection purulente très profonde et incise couche par couche en dedans du tendon du grand palmaire, de manière à débrider l'aponévrose des fléchisseurs; pas de pus ; hémorrhagie assez abondante.

Le jour suivant, 12 mars, l'état local paraît meilleur : moins de gonflement ; mais l'état général est aussi mauvais qu'auparavant et le devient même davantage.

Râles sous crépitants perçus aux deux bases des deux poumons.

De plus, en imprimant à l'avant-bras des mouvements de pronation et de supination, on perçoit un frottement osseux coïncidant avec une douleur assez vive et indiquant une arthrite radio-cubitale inférieure.

Le 15 mars le malade meurt.

Résultats de l'autopsie, vingt-quatre heures après la mort :

Nous ne voyons plus sur le pouce la plaie qui a dû donner naissance aux accidents.

Main énormément tuméfiée avec incision pratiquée pour chercher le pus.

Paume de la main et poignet.—Dissection de la peau et du tissu cellulaire sous-cutané qui ne font plus qu'un avec l'aponévrose palmaire. Celle-ci est détachée difficilement des tissus profonds ; le tout étant enflammé.

On tombe directement en arrière d'elle dans une grande cavité qui n'est autre que celle de la gaîne carpo-phalangienne interne. Elle contient du pus épais et crémeux, ses parois sont tomenteuses ; les tendons sont confondus entre eux; le pus est accumulé en arrière dans la loge rétrotendineuse, les deux autres loges inter et prétendineuses ont complètement disparu.

La cavité purulente se continue au-dessous du paquet tendineux en dehors dans une cavité anfractueuse qui s'ouvre elle-même largement dans la synoviale du pouce également suppuré.

Le feuillet pariétal profond des deux gaînes est absolument confondu avec le tissu cellulaire qui le sépare de l'aponévrose interosseuse et de l'arcade palmaire profonde sur le trajet de laquelle on ne trouve aucun abcès.

Le nerf médian rejeté en avant contre le ligament annulaire antérieur du carpe est rouge et présente dans son tissu des infiltrations sanguines sous forme de traînées, au point où il est comprimé.

En haut, au niveau du poignet, il n'y a plus de barrière entre la cavité synoviale et un vaste foyer sous-musculaire mal circonscrit ; autrement dit les culs-de-sac supérieurs des deux synoviales interne et externe n'existent plus. Continuation directe avec une partie anfractueuse à parois noirâtres située au-dessous des muscles fléchisseurs, au devant du carré pronateur.

Nous n'insistons pas en ce moment sur les lésions de l'articulation du poignet pour la même raison que tout à l'heure.

Pouce. — La gaîne digitale du pouce communique avec la portion palmaire ; elle est remplie de pus jusqu'à son extrémité inférieure ; en certains points elle communique aussi avec des abcès sous-cutanés le long de la face interne du doigt.

Petit doigt. — Contraste absolu de la portion digitale de la grande gaîne interne avec la portion carpo-palmaire. Elle est relativement saine à première vue.

Tout son segment inférieur, depuis le milieu de la première phalange jusqu'à la base de la troisième, présente l'aspect normal. Les deux tendons fléchisseurs sublime et profond sont couchés dans leur gouttière ostéo-fibreuse ; ni pus ni adhérences à cet endroit.

En haut, il n'en est pas ainsi :

Là où la communication se fait, entre les deux tendons et autour d'eux, on voit une substance qui les unit l'un à l'autre et aux parois. Ce sont des néomembranes inflammatoires. En soulevant en l'air les deux tendons du petit doigt par leur portion palmaire on remarque qu'en arrière le tendon profond commence à adhérer à la paroi postérieure de la gaîne, au niveau du repli oblique que j'ai signalé. Ce dernier est rouge et tuméfié. A l'examen des autres gaînes digitales, rien.

Viscères. — Pas d'infarctus, ni d'abcès métastatique ; mais congestion très-intense de la base des deux poumons.

Nous remarquerons ici :

L'intégrité relative de la portion digitale de la séreuse interne.

La formation d'adhérences au niveau du point de communication.

La suppuration totale de la gaîne du pouce.

La communication des deux gaînes extrêmes.

Enfin, la disparition des deux culs-de-sac synoviaux supérieurs rompus au dessous des muscles fléchisseurs, soit par distension, soit par ulcération.

Nous ajouterons à ces deux observations un cas presque analogue au point de vue de l'intégrité du petit doigt dans la thèse de Chevallet. C'est la XXXVIIIe observation.

On trouva dans une autopsie de phlegmon profond de la main, par coupure du pouce, la gaîne interne suppurée au niveau de sa portion palmaire ; la portion digitale absolument intacte ; la portion carpienne proprement dite de la synoviale n'était pas suppurée non plus. Il n'est pas dit dans l'observation s'il y avait des adhérences au point que nous connaissons ou dans la région carpienne.

La même disposition se trouve encore citée dans une autopsie rapportée dans la XXVIIIe observation de la thèse de concours de Michon, 1851.

Il s'agissait d'un kyste suppuré de la synoviale interne ; après la mort, on tomba sur une collection purulente en arrière des tendons, tandis que le petit doigt n'avait rien.

On n'a pas signalé la synovite plastique.

On pourrait nous objecter que dans ces cas il n'y avait normalement pas communication. Mais pourquoi se reposer sur une exception, quand on sait combien il est facile de ne pas s'apercevoir de l'existence de la synovite plastique, surtout dans le petit doigt, au niveau du détroit de communication. En outre, dans le cas où nous avons pu disséquer la main opposée, nous avons trouvé la communication entre la position palmaire et la portion digitale ; elle existait donc aussi du côté devenu malade. (Observation IX).

D'après tout ce que nous venons d'écrire, nous voyons que la synovite plastique joue dans les gaînes synoviales un rôle important dans la limitation de la suppuration.

Déjà Bauchet, dans son Mémoire sur le panaris et le phlegmon de la main, avait dit, page 76 :

« Il semble que la phlegmasie sous-cutanée a d'abord préparé les parties profondes en déterminant la formation d'adhérences salutaires. »

Mais c'est notre maître, M. Gosselin, qui a surtout insisté sur ce point si important de physiologie pathologique dans ses leçons de clinique à la Charité.

D'après nos observations, les points de prédilection pour la production de l'inflammation adhésive semblent être là où les tendons sont énergiquement appliqués les uns contre les autres.

Quand, malheureusement, elle ne se fait pas, la suppuration s'établit rapidement d'un bout à l'autre des cavités séreuses, et cela est surtout grave lorsque du petit doigt elle va dans la paume.

C'est ce que nous montrent nettement deux autopsies. L'une est citée par M. Gosselin dans sa Clinique chirurgicale, l'autre par Bauchet dans son Mémoire.

Le pus remplissait les gaînes jusque dans le pouce et le petit doigt.

L'observation suivante, qui nous a été communiquée par notre excellent ami et collègue Merklen, est encore une preuve de cette transmission souvent très-rapide.

Obs. XI. — Le nommé Gabillot (Louis), âgé de 29 ans, maçon, entre à l'Hôtel-Dieu, salle Saint-Antoine, nº 27, pour une inflammation chronique de la paume de la main dont le début remonte à plusieurs mois. Au mois de mars 1876, il s'aperçut pour la première fois d'une tuméfaction indolore siégeant à la face antérieure de l'auriculaire gauche, donnant lieu à une gêne des mouvements de ce doigt qui constamment dans l'extension ne pouvait être que difficilement fléchi. La tumeur reste dans le même état jusqu'au mois d'août; à cette époque, il se fit une ouverture qui donna issue à un liquide épais et jaunâtre ; au bout de quelques jours, l'orifice se ferma.

Le 1er septembre, le malade partit comme réserviste pour Alençon; dès le lendemain il était pris d'une tuméfaction considérable de la main avec douleur vive et battements; trois jours après il fut reçu à l'hôpital.

A son entrée, incision de la face antérieure du petit doigt qui donna issue à du pus et à des lambeaux de tendon sphacélé; — deux jours après, nouvelles incisions à la paume de la main; puis, l'inflammation ayant gagné l'avant-bras, plusieurs incisions furent faites dans cette région.

Pendant que se produisaient ces complications, le petit doigt, origine première du mal, restait toujours étendu, douloureux et tuméfié. Les autres doigts étaient fléchis, mais leur extension était possible, quoique douloureuse, et ils ne présentaient aucune trace d'inflammation.

Le malade passa trois mois à l'hôpital d'Alençon et sorti non guéri. Aucune amélioration ne se produisit à partir de ce moment jusqu'à son entrée à l'Hôtel-Dieu.

23 février. *Etat à l'entrée.* — La main malade est portée en masse vers le bord radial de l'avant-bras. Elle est le siége d'une tuméfaction énorme, peu douloureuse; l'empâtement qui est surtout prononcé à la paume de la main, empiète sur le poignet, remontant à 2 ou 3 centimètres au-dessus du talon de la main et paraissant marquer la limite supérieure de la grande gaîne synoviale. L'épaississement des tissus est tel qu'il est impossible d'apprécier par la palpation l'état des parties profondes; la peau est dure et chagrinée. Plusieurs orifices fistuleux et fongueux donnent issue à un pus séreux, peu abondant. Il existe de plus des traces d'incisions le long du bord cubital de l'avant-bras et sur sa face antérieure.

Le petit doigt est dans l'extension et ne peut être fléchi par le malade. Les autres doigts se meuvent librement, bien que le mouvement de flexion ne puisse être complet.

En résumé, l'on constate une impuissance fonctionnelle de l'auriculaire et une inflammation chronique de la paume de la main qui, en raison de son siége, de sa délimitation et de la marche des accidents, peut être rapportée à une synovite fongueuse de la grande gaîne synoviale de la main ayant succédé à une synovite aiguë. L'origine de celle-ci, d'après les renseignements donnés par le malade, pourrait être attribuée à la rupture et à l'inflammation consécutive d'un kyste primitivement développé dans la gaîne du petit doigt.

Etat général du reste très-satisfaitant.

Prescription. — Cataplasmes. Bains du bras prolongés. Huile de foie de morue.

10 mars. Drainage de la partie moyenne de la paume de la main où s'est formée une collection purulente.

Le malade quitte l'hôpital sur sa demande le 11 mai. Il n'est pas guéri, mais l'empâtement a bien diminué et sa main est moins difforme.

L'impuissance du petit doigt persiste. Les autres doigts et la main accomplissent des mouvements plus étendus.

Dans d'autres cas, restée adhésive dans le petit doigt, la synovite devient suppurée dans la portion palmaire et carpienne, ainsi que l'a remarqué notre maître, M. Gosselin, et que le montre l'observation intéressante à plus d'un titre qui va suivre.

Obs. XII. — Le 19 décembre 1877 est entré, salle Sainte-Vierge (service de M. Gosselin) un porteur d'eau, Carton Mathieu, âgé de 43 ans.

Son père a 77 ans ; il jouit d'une excellente santé. Sa mère avait 44 à 45 ans lorsqu'elle mourut d'une affection pulmonaire. Ses sœurs sont mariées, elles se portent bien ainsi que leurs enfants.

Quant à lui, il paraît avoir toujours eu une très-bonne santé. Il est assez vigoureux. Pas de vestiges de strume, pas de gravelle, pas de rhumatisme : il n'y a d'ailleurs aucune de ces diathèses dans sa famille, pas d'excès alcooliques. Il est marié, mais n'a pas d'enfant.

Il y a un mois, six semaines, il vit se développer un panaris sur la deuxième phalange de l'indicateur gauche, et cela sans cause appréciable, pas de durillons forcés, pas de piqûres ni d'écorchures, pas d'échardes.

L'incision de ce panaris donne issue à un liquide un peu sanguinolent, mais surtout purulent.

Une diminution de l'enflure et des phénomènes douloureux suivie cette opération.

Mais quelques jours après, le petit doigt (main gauche) rougit, se tuméfia, devint raide et douloureux, à tel point que le malade ne put dormir.

Concurremment léger état fébrile, quelques petits frissons peu intenses et irréguliers, insomnie ; soif vive; continuelle, appétit conservé mais modéré.

Une incision d'un centimètre et demi environ est faite sur la face palmaire de la première phalange du petit doigt, partie au-dessus, partie au-dessous du pli digito palmaire, il en sort du sang pur, puis cinq ou six jours après du pus véritable. Le malade insiste bien sur ce point que le pus n'est apparu que cinq ou six jours après avec les accidents graves qui l'amènent.

Aujourd'hui 28 décembre, on observe l'état suivant :

Les téguments du petit doigt, de la main, de l'avant-bras gauche sont très-rouges, très-tendus et chauds; il existe un gonflement et un empâtement assez considérable. Il y a maintenant peu de douleur spontanément, mais la pression provoque une assez vive souffrance. Le doigt laisse son empreinte sur les téguments. Au niveau du poignet le gonflement est remarquable, et l'on voit se dessiner au-dessus du ligament antérieur du carpe le cul-de-sac distendu de la synoviale tendineuse.

Pas de lymphangite, pas de tuméfaction douloureuse des ganglions axillaires. La semaine dernière le malade dit avoir eu quelques glandes dans l'aisselle.

Une suppuration profonde étant reconnue, deux incisions de 3 centimètres environ sont faites sur la face antérieure de l'avant-bras, et un drain est passé dans ces ouvertures : par la pression on fait sortir de l'avant-bras du pus en assez grande abondance; on en fait également refluer par l'incision de la face antérieure du petit doigt.

Le 21. Le drain, bien que volumineux, fonctionne d'une façon insuffisante, car la pression sur l'avant-bras fait sortir beaucoup de pus par les incisions. Ce pus n'a aucune odeur. L'urine du malade contient du sucre (19 gr. p. 1000). Est-ce une simple glycosurie ou un diabète? Le malade est et a toujours été d'un médiocre embonpoint; son appétit bien développé n'a rien d'exagéré, et la grande et continuelle altération qu'il accuse, paraît n'exister que depuis un mois, six semaines, c'est-à-dire depuis le début de l'affection phlegmoneuse.

Le 22, Le genou droit est le siége d'un épanchement abondant (purulent?); la rotule fortement soulevée est difficilement enfoncée. Pas de rougeur, pas de chaleur, douleur dans les mouvements (pyohémie?) Pas de frissons, pas de nausées, pas de teinte subictérique, pas de dyspnée, pas de douleur dans la région hépatique. Langue un peu blanche, appétit médiocre, soif très-vive. T°. m. 37°. Urines abondantes 31 gr. p. 1000 de sucre.

Agrandissement de l'incision du petit doigt.

Le 23. Le malade n'a pu dormir de la nuit, élancements très-douloureux dans le genou droit; ce dernier est très-tuméfié, et les téguments à son niveau sont plus rouges et plus chauds que du côté gauche.

Œdème de la jambe droite, mou, dépressible; membre lourd, douloureux dans les mouvements, engourdi; pas de douleur brusque, pas de cordons durs sur le trajet des veines.

Pas de frissons, pas de nausées. Appétit médiocre. Soif insatiable.

Le drain ne fonctionne pas suffisamment et la pression sur l'avant-bras ramène beaucoup de pus par les ouvertures.

Le 24. Sommeil médiocre. Le malade ne se plaint que du genou droit, cependant le gauche est aussi le siége d'un léger épanchement purulent?

Pouls mou, fréquent; peau chaude, moite : pas de teinte subictérique.

Soif vive.

Urines 3 lit. 840.

Dos de la main très-tuméfié, très-rouge, empâté : incision et issue d'un pus abondant mêlé de sang.

Les mouvements de l'articulation radio-carpienne deviennent douloureux.

L'œdème a gagné tout le membre inférieur droit.

Prescrip. : Eau de Vichy. Vin de quinquina. Rhum.

Le 25. Sommeil assez bon la nuit dernière. Pas de frissons, pas de nausées. Soif très-vive.

Peau chaude, moite; pouls fréquent, large et mou.

Fond du visage terreux, pommettes rouges, traits amaigris et tirés. Pas de teinte subictérique. Urines 2 lit. 468.

Jambe gauche légèrement infiltrée.

L'œdème du membre inférieur droit est douloureux à la simple pression.

Le 26. L'état local (avant-bras, main) est stationnaire : on ne sent pas de crépitation osseuse.

La jambe droite présente une rougeur peu intense, mais générale.

Œdème des bourses.

Urines 2 lit , sucre, pas d'albumine.

Sommeil assez bon, pas de frissons, langue sèche, visage baigné de sueurs.

Le 27. Les articulations du carpe paraissent intactes.

La synoviale du genou droit semble avoir envoyé dans la cuisse une fusée purulente.

T. m. 38°5. Pas de frissons.

Urines 2 lit. 300.

Le 28. Le genou droit semble dégonflé par suite d'une rupture de la synoviale articulaire et de la diffusion du pus dans la cuisse : celle-ci est chaude, volumineuse, elle est rouge, empâtée, surtout au côté externe, depuis le genou jusqu'à la crête iliaque.

Le 29. Pas de modifications appréciables de l'état local.

Etat général mauvais, adynamie.

Avant-hier soir (17) hémorrhagie abondante par les incisions de l'avant-bras ; hémostase assez prompte par la compression.

Le 30. Mort à 8 heures du matin.

Autopsie. — J'insiste peu sur l'autopsie des autres parties que le membre supérieur.

Infiltration purulente de la cuisse intermusculaire et de la jambe synoviale du genou rompue au niveau des jumeaux et pleine de pus.

Pas d'abcès métastatique nulle part.

Examen du membre supérieur gauche. — *Aisselle.* Un ganglion axillaire un peu volumineux ; pas de traces d'adénite sans cela.

Bras. Est intact, si ce n'est à sa partie inférieure ; décollement au niveau de l'articulation du coude du brachial antérieur, foyer au-dessous de lui qui communique avec le grand foyer de l'avant-bras.

Avant-bras. J'incise les parties molles qui séparent les incisions par où passe le drain, et je tombe dans un vaste foyer à parois noirâtres situé au-dessous des muscles superficiels, et ayant détruit les muscles soit superficiels, soit profonds de l'avant-bras. Le médian passe en arrière du foyer en haut ; dans le foyer même en bas.

Caillots à la partie inférieure. Pas d'ulcérations de la cubitale qui est presque à nu dans la cavité en bas ; destruction de la petite artère transverse du carpe provenant de la cubitale.

Poignet. Dénudation au niveau de l'articulation radio-carpienne.

Je décrirai plus tard ces lésions si intéressantes.

Les tendons des fléchisseurs communs, superficiels et profonds existent encore, sont adhérents les uns aux autres dans la gouttière du carpe, ramollis, recouverts de détritus noirâtres ; les lésions sont plus marquées pour les tendons internes que pour les externes.

La cavité synoviale est en arrière de la masse des tendons ; elle est remplie de pus noirâtre ; son feuillet postérieur n'existe pour ainsi dire plus dans la gouttière du carpe ainsi que sa limite supérieure ; elle se continue autour et au-dessous des muscles avec le foyer de l'avant-bras.

Large communication avec la synoviale du pouce qui est pleine de pus aussi ; le tendon du pouce est beaucoup moins atteint que tous les autres.

Paume de la main. Dénudation de l'os crochu qui est rugueux. Mêmes lésions des tendons qui augmentent vers en bas pour le petit doigt. Au niveau du point où le nerf médian passe sous le ligament annulaire antérieur, il présente une véritable empreinte dans son tissu ecchymosé.

Au niveau de l'union du petit doigt et de la paume, les deux tendons sont absolument détruits, l'incision faite à cet endroit pénètre dans la gaîne. Ce qu'il y a de remarquable, ce sont les lésions du petit doigt même.

Petit doigt. Synovite adhésive dans toute sa longueur au-dessous de la plaie déjà indiquée. Tendons unis entre eux et aux parois de la gaîn par une substance grise gélatineuse.

Pouce. Suppuration de la gaine de haut en bas. Lésion relativement peu considérables de son tendon fléchisseur. Articulations des doigts saines.

Gaînes digitales saines, excepté celle de l'index qui est rouge à sa partie inférieure et présente des exsudats.

Je renvoie à plus tard l'examen si intéressant des articulations du poignet.

Comme points saillants, nous voyons une synovite suppurée de la grande gaîne interne, survenir après une incision faite au niveau de la communication des 2 portions digitale et palmaire chez un sujet glycosurique, il est vrai.

Tandis que la synovite reste adhésive dans le petit doigt, elle suppure dans la paume et dans l'avant-bras.

Le cul-de-sac supérieur de la synoviale a disparu.

Il y a communication avec la gaîne du pouce, qui, elle, est suppurée de haut en bas. Ce dernier point va précisément nous occuper.

DE LA SYNOVITE PLASTIQUE DANS LA GAÎNE DU POUCE.

Nous devrions étudier maintenant la synovite adhésive dans la gaîne du pouce.

L'anatomie pathologique des pièces que nous avons examinées précédemment, ainsi que celle consignée dans les diverses observations que nous avons citées montrent que le pouce a presque toujours été trouvé atteint de suppuration dans sa gaîne, dans sa partie digitale comme dans sa partie thénarienne.

Dans l'un des cas, le pouce avait été directement atteint, et de lui était partie l'inflammation suppurative; dans les deux autres cas, il avait été pris secondairement.

L'observation suivante est encore un exemple de synovite suppurée de la gaîne du pouce, et l'ayant envahie de haut en bas.

Elle est de plus intéressante en ce qu'elle nous montre

une inflammation bien limitée à la partie externe de la main.

Obs. XIII. — Le 25 septembre 1877, entrait à la Charité, salle Sainte-Vierge, n° 18, un jeune homme de 16 ans, nommé Emile Piety.

Ce malade raconte que le 11 de ce mois, il fit une chute sur le coude droit en voulant s'asseoir sur une chaise qu'il croyait derrière lui ; il tomba sans même avoir essayé de se retenir.

Immédiatement après l'accident, il ressentit dans le bras une douleur qui se dissipa bientôt ; le lendemain même, il put s'occuper chez lui et se servir de son bras comme si de rien était.

Le lendemain soir, c'est-à-dire le 13 septembre, il remarqua, pour la première fois, qu'il avait mal au pouce droit ; il me semblait, dit-il, que j'allais avoir un mal blanc. Il éprouvait un peu de gêne à mouvoir le pouce et quelques douleurs : mais il était sans le moindre malaise sans la moindre fièvre.

Le 14, il vint à la consultation : sa main et son avant-bras droits jusqu'au coude étaient gonflés, un peu rouges et douloureux à la palpation ; les mouvements des doigts étaient difficiles.

Le 15. Le malade se présente de nouveau à la consultation. Là, on lui fait au niveau de l'éminence thénar et sur le trajet de la gaîne du long fléchisseur propre une incision de trois centimètres environ qui donna issue à du pus mélangé de sang. Cette incision soulage aussitôt le malade : fièvre nulle, mais inappétence.

Les jours qui suivent, le malade revient de temps en temps à la consultation.

Le 26. Il entre à l'hôpital.

Sa main droite est fléchie ; toutefois les doigts, sauf le pouce, peuvent être mus sans douleur et sans gêne.

L'éminence thénar tout entière, la partie inférieure et externe de l'avant-bras sont gonflées, tendues, rouges et douloureuses.

Vient-on à presser de haut en bas dans la direction du long fléchisseur propre, on fait sortir, par l'incision de l'éminence thénar, un pus assez abondant.

Un stylet engagé dans cette incision, ne peut pénétrer dans la gaîne du fléchisseur propre ; néanmoins, il est de toute évidence qu'une collection purulente s'est formée dans la gaîne du fléchisseur propre, perforée et autour d'elle.

La gaîne du fléchisseur commun est indemne.

L'éminence hypothénar ne présente pas le moindre gonflement, pas la plus légère teinte rosée : tout est bien limité à l'éminence thénar.

Le 27. L'abondance de la suppuration est telle qu'elle nécessite une contre-ouverture au niveau de la partie inférieure de l'avant-bras ;

celle-ci est aussitôt suivie d'un abondant écoulement de pus et de sang.

L'inflammation est toujours uniquement confinée à l'éminence thénar, elle n'a même pas la plus légère tendance à se propager aux gaînes avoisinantes. Pas de lymphangite ni d'adénite. Il n'y en a jamais eu à aucun moment. Symptômes généraux nuls. Bon appétit.

Le 28. Les doigts remuent assez faiblement; il n'en est plus de même du pouce dont les mouvements sont très-bornés.

Le 29 et jours suivants. Peu à peu l'écoulement purulent se tarit; l'incision de l'éminence thénar se ferme et le malade quitte le service. Les mouvements des quatre derniers doigts de la main droite sont intacts.

L'abduction et l'adduction du pouce se font assez librement, mais la flexion est tout à fait nulle.

Pendant les quinze jours qui suivent sa sortie, le malade revient le matin se faire panser; la seconde incision ne tarde pas à se cicatriser.

Les mouvements de flexion du pouce semblent absolument perdus.

Pourquoi la gaîne du pouce est-elle si suppurée le plus souvent dans sa totalité ? Pourquoi ce contraste avec la gaîne du petit doigt ?

C'est que nous ne trouvons pas dans la synoviale carpo-phalangienne externe les mêmes dispositions que dans l'interne.

La gaîne du pouce est relativement large, elle ne comprend qu'un seul tendon. Il y a bien au niveau de l'éminence thénar, au niveau des deux os sésamoïdes, un détroit analogue à celui de l'auriculaire. Mais quelle différence.

Ici, pas ce repli semi-lunaire si compliqué; tout le tour du tendon est absolument libre dans la plupart des cas. Nous croyons que c'est là la cause de la fréquence plus grande de la suppuration dans la totalité de la gaîne et de la production plus rare de la synovite plastique ou adhésive.

C'est ce que nous montre encore l'observation qu'on va lire que nous devons à l'obligeance de notre excellent collègue Avezou, interne du service de M. le professeur Richet.

Obs. XIV. — Le nommé Vauyon (J.-B.), âgé de 41 ans, garçon de lavoir, entre le 24 décembre dans le service du Dr Richet.

C'est un homme robuste, sans aucun antécédent héréditaire.

Le jeudi 20 décembre, il a eu le pouce de la main gauche pris entre une pièce de bois et la tringle d'une pompe.

Le pouce a été partiellement écrasé et la première phalange a été mise à nu.

Il n'y a presque pas eu d'hémorrhagie. Pansement par occlusion avec bandelettes de diachylon.

Le pansement a été laissé trois jours en place.

Le jour de son entrée, le malade avait l'avant-bras très-gonflé et douloureux. Rougeur de l'avant-bras et des deux faces de la main.

Dans la nuit du 25 au 26 décembre, le malade souffrant beaucoup, l'interne de garde dut inciser le phlegmon qui prenait encore de l'extension. Ouverture un peu au-dessus du poignet. M. Richet, qui voit le malade pour la première fois le 26 décembre, constate un phlegmon de tout l'avant-bras et passe un drain dans les parties profondes. 39°,8 le soir.

Pendant cinq jours, la phlegmasie continue avec de la fièvre, mais sans extension au bras. Une grande quantité de pus s'écoule tous les jours par le drain.

1er janvier. On constate de la lymphangite superficielle de l'avant-bras et de l'adénite sus-épitrochléenne et axillaire. Incision au niveau de la face antérieure de la tête du 5e métacarpien. Il s'écoule une grande quantité de pus.

L'articulation du poignet n'est pas atteinte.

Dans la journée, grand frisson ayant duré deux heures.

Le soir, l'interne de garde fait une nouvelle incision au niveau de l'éminence thénar. Issue d'une grande quantité de pus. Jusqu'ici, on ne l'avait traité que par les cataplasmes et les bains. M. Richet remplace ce traitement par les compresses imbibées d'eau-de-vie camphrée.

Le 7. L'inflammation semble tomber. On retire le drain ; la plaie du petit doigt donne encore issue à beaucoup de pus.

Le 11. Nouveau frisson de deux heures. Nouvelle poussée de lymphangite à l'avant-bras.

On donne un eméto-cathartique.

Le 13. M. Richet passe un drain par les deux ouvertures de l'avant-bras qui persistent encore. Il s'écoule une assez grande quantité de pus mal lié.

Les doigts sont rétractés; le malade ne peut les étendre complètement. Mais l'articulation du poignet est libre. Les mouvements d'extension et de flexion s'exécutent sans douleur.

Le malade sort sur sa demande le 1er janvier.

Ce fait que nous venons de rapporter est un fait de synovite suppurée des deux gaînes avec lymphangite ; le développement rapide du gonflement de toute la main et de l'avant-bras, la quantité énorme de pus qui semble avoir eu issue par les incisions, la rétraction des doigts plaident en faveur de la synovite.

D'ailleurs, la lymphangite n'est apparue que le 1er janvier, consécutivement au gonflement de la main et de l'avant-bras qui s'était montré déjà le 24 décembre.

Peut-être la profession de ce malade, qui pompait souvent, a-t-elle été pour quelque chose dans l'extension de l'inflammation, sans que nous puissions évidemment affirmer qu'il présentait la disposition d'une synoviale en fer à cheval.

Un dernier point à propos de la synovite carpo-phalangienne externe.

Comment se fait-il que les accidents soient moins fréquents dans les cas de plaies ou de panaris du pouce, que dans les cas de lésions analogues du petit doigt, quand il est certain que les plaies et panaris du pouce sont beaucoup plus nombreux que les plaies et panaris du petit doigt.

Cette particularité me semble provenir des dispositions spéciales du pouce. Le pouce présente une extrémité très-large, la pulpe qui est prise le plus souvent, la pulpe du pouce, ne vient se mettre en rapport avec laga îne synoviale que tout à fait à la partie supérieure de la deuxième phalange.

Par conséquent, le plus souvent, les lésions qui l'atteindront seront en dehors de la région de la terminaison de la gaîne.

Quand, au contraire, la plaie ou le panaris atteint la première phalange de ce doigt, il n'en est plus de même pour peu qu'ils soient profonds et l'on voit alors survenir ces accidents si graves que nous avons décrits précédemment.

Avant de résumer ce chapitre de la synovite plastique dans les cas de suppuration, et d'en déduire des indications pronostiques et thérapeutiques, nous tenons encore à insister sur un fait anatomique qui se trouve presque toujours dans les autopsies de synovites suppurées de la paume de la main, nous voulons parler de la communication presque constante des deux cavités interne et externe, le plus souvent par l'intermédiaire d'un foyer moyen.

Les symptômes constatés, quand le malade ne meurt pas, semblent indiquer que dans un grand nombre de cas il en est aussi de même.

Nous avons cependant vu que la communication normale était la grande exception.

Il faut donc que, le plus souvent, la communication pathologique s'établisse par rupture ulcérative ou non, d'une cavité dans l'autre, ou indirectement grâce à un abcès intermédiaire. C'est parce que la transmission de l'inflammation de l'une à l'autre gaîne se fait si facilement, qu'il est impossible de dire, les deux étant prises, que les deux cavités communiquent ensemble. L'observation suivante, prise sur un malade de notre service, montre que, même dès sa première période, l'inflammation se transmet facilement.

Obs. XV. — Le nommé A..., vient à la consultation de la Charité pour une plaie contuse qu'il s'est faite au niveau de la face palmaire du pouce droit, à l'union de la première avec la deuxième phalange de ce doigt.

La plaie est un peu irritée et douloureuse.

Ce qu'il y a de plus frappant, c'est le gonflement de la face antérieure du doigt et de l'éminence thénar douloureuses à la pression et légèrement rouges.

Quand on examine l'hypothénar, on trouve qu'elle est gonflée aussi de même que le petit doigt; chose remarquable, la douleur est beaucoup plus vive à la pression dans ces derniers points qu'au pouce.

Le malade éprouve dans toute la main des douleurs spontanées contusives.

Les mouvements des doigts sont difficiles, surtout ceux des deux doigts extrêmes. Pas de trace de lymphangite. Pas de ganglions, ni épitrochléens, ni axillaires.

Le malade, sur notre avis, entre dans la journée à l'hôpital et nous suivons de près la marche de la maladie.

Diagnostic. — Inflammation des gaines synoviales interne et externe au premier degré, à la période de congestion inflammatoire, peut-être même exsudat.

On lui ordonne un repos absolu et des cataplasmes laudanisés.

Les symptômes s'amendent rapidement les jours suivants et, quatre jours après son entrée, le malade sort de l'hôpital complètement guéri.

Plus de douleur ni de gonflement, intégrité absolue des mouvements des doigts.

RÉSUMÉ.

Résumons à grands traits maintenant ce que nous savons de la synovite plastique dans les suppurations des gaînes de la main.

1. La synovite suppurée est mélangée presque toujours à la synovite adhésive ou plastique. Cette dernière a pour sa production des endroits de prédilection.

Elle se produit surtout dans les points les plus rétrécis et particulièrement au niveau de l'union du petit doigt et de la paume de la main, de même que dans les gaînes digitales proprement dites de l'index, du médius et de l'annulaire.

Si les inflammations parties du petit doigt ne se propagent pas toujours à la grande gaîne du poignet, dans les cas d'ouverture et de suppuration de la gaîne de l'aurulaire, on le doit à la synovite plastique.

Il en est de même, si les synovites suppurées de la paume ne se propagent pas dans le petit doigt.

La gaîne du pouce semble être moins bien partagée sous ce rapport que celle de l'aurulaire.

Y a-t-il à tirer de ces propositions quelques déductions au point de vue du pronostic et de la thérapeutique des plaies et des panaris de la main ?

Nous répondrons par l'affirmative et nous dirons :

Les plaies et panaris des doigts médius, index et annulaire sont en général peu graves, même quand ils sont tendineux, si l'on considère la fréquence de la formation des exsudats et la rareté des complications. La gravité peut résulter de la permanence, des adhérences et de la gêne des mouvements de flexion.

Les plaies et panaris tendineux du petit doigt ne sont pas toujours compliqués grâce à la synovite plastique, ils ont d'autant plus de chance de l'être que la plaie ou le panaris est plus rapproché de la base du doigt.

Les plaies et panaris tendineux du pouce sont plus graves relativement à la menace de suppuration.

Quant aux plaies pénétrantes de la paume de la main ou aux inflammations qui s'y développent au-dessus de l'union avec le petit doigt, elles sont graves, car la suppuration envahit facilement tout le système synovial de la main et du poignet.

Nous n'avons pas encore eu l'occasion d'appliquer les idées précédentes au traitement des synovites aiguës de la paume de la main.

Comme pour la production des adhérences il faut, avant tout, l'immobilité des parties atteintes, l'application la plus exacte possible des tendons les uns sur les autres et contre les surfaces séreuses ; les deux conditions essentielles à remplir seront : l'immobilisation et la compression exacte tout en surveillant de près les parties enflammées.

Notre maître, M. Gosselin, cite, dans sa Leçon clinique sur les synovites, un cas où, en employant la compression, il n'y a pas eu de suppuration.

C'est la compression ouatée qui nous semble la mieux appropriée dans tous les cas ; compression qu'on exercera surtout au niveau des points où la synovite plastique a le plus de chance de se produire.

Nous n'avons pas eu l'occasion d'étudier, sur des pièces anatomiques, la synovite plastique dans les cas de collections liquides de la paume de la main, de tumeurs fongueuses; cependant, en parcourant les faits de kystes de la paume de la main, les faits de synovite fongueuse, nous avons remarqué que, dans un très-grand nombre de cas, le petit doigt était intact d'après les observations. Souvent, il n'est pas fait mention de son état.

Nous avons été plus heureux dans un cas qui s'est présenté à notre observation pendant notre internat à la Pitié, dans le service de notre maître M. Labbé,

Il s'agit d'une tumeur sarcomateuse des gaînes synoviales du poignet, arrêtée au niveau du petit doigt, et pour laquelle M. Marchant, chirurgien des hôpitaux dut pratiquer l'amputation de l'avant-bras.

Voici l'observation en ce qu'elle a d'essentiel :

Obs. XVI. — Marie Thomas, 81 ans, entre le 16 septembre 1876, salle Saint-Jean.

Elle revient pour une récidive de tumeur enlevée l'an dernier par M. Périer.

Il y a 5 ans, elle remarqua un petit gonflement à la racine du pouce de la main droite. Au début, peu de douleurs. Cependant, le gonflement augmenta et, avec lui, la partie devint beaucoup plus douloureuse. Dix-huit mois après le début de la maladie, elle fut obligée d'interrompre ses travaux.

A partir de ce moment, la tuméfaction fit de rapides progrès, des douleurs intenses se déclarèrent, et la malade réclama l'an dernier l'intervention chirurgicale.

M. Périer l'examina, fit le diagnostic de sarcome de la synoviale du pouce et du 1er métacarpien, et désarticula ce dernier au mois de septembre 1875.

Dès le mois de février 1876, la récidive commença et, avec elles, revinrent des douleurs intolérables. Etat général bon. Voici ce que nous constatons aujourd'hui : femme encore robuste ; pas d'amaigrissement notable.

La main tout entière est gonflée, même les doigts. Le gonflement remonte jusqu'au de là du poignet. La peau est rouge, violacée par places, avec un réseau veineux très-développé, surtout à la face dorsale.

L'index et le médius sont fléchis, très-rouges et très-douloureux au moindre attouchement et spontanément. Hyperesthésie évidente. Dans le bout des doigts, la malade accuse des élancements et des fourmillements continus. On sent par la palpation, au niveau de la paume comme on la voit, une tumeur bosselée, peu consistante, avec fausse fluctuation en certains points, dessinant absolument par sa forme bilobée la cavité synoviale interne insufflée, moins cependant son prolongement digital.

Le ligament annulaire antérieur la coupe en deux parties.

Elle est douloureuse à la pression et immobile.

Rien sur le dos de la main.

Pas de ganglions, ni épitrochléens, ni axillaires.

Le squelette de l'avant-bras semble intact.

Diagnostic. — D'après les commémoratifs et l'état actuel, on diagnostique un sarcome de la gaîne interne avec lésion du nerf médian. L'amputation, vu les fortes douleurs, est proposée à la malade et adoptée.

Elle est pratiquée le 21 septembre au tiers supérieur de l'avant-bras.

Les os sont fragiles ; la moelle jaune.

Emploi de la bande d'Esmarch. Pansement ouaté.

Hémorrhagie une heure après l'opération, arrêtée facilement.

La malade a guéri.

Autopsie de la main malade. — Après avoir enlevé la peau, on voit que l'aponévrose palmaire est soulevée et distendue par une tumeur bilobée passant en arrière du ligament annulaire antérieure du carpe. La peau est adhérente à la partie externe de la tumeur, pas en dedans.

Ce qui reste du tendon fléchisseur du pouce enlevé est appliqué sur la face externe de la grosseur.

En dedans de lui, le nerf médian comprimé et ecchymosé par le néoplasme.

La tumeur se laisse facilement disséquer.

Elle est formée par la gaîne interne, arrêtée au petit doigt et remplie d'une pulpe rouge brunâtre semblable à celle de la rate. C'est comme si la cavité séreuse avait été injectée. Les tendons fléchisseurs sont tous refoulés en dehors et en avant. Intégrite absolue du petit doigt. Sa gaîne est normale, elle ne communique pas avec la grande cavité palmaire, grâce à des adhérences entre les tendons et le feuillet pariétal en haut.

L'examen à l'état frais, fait par M. Malassez, montre que l'on a affaire à une tumeur de la synoviale, à un sarcome fuso-cellulaire télangiectasique avec dégénérescence colloïde et amyloïde par points.

ÉTUDE SUR LES ARTHROPATHIES DANS LES CAS DE SYNOVITES SUPPURÉES.

Nous nous proposons d'étudier, dans ce chapitre, une complication excessivement grave des inflammations profondes de la paume de la main.

Nous voulons parler de ces lésions articulaires et osseuses que l'on voit survenir au niveau des parties du squelette qui sont en rapport avec les foyers de suppuration.

Nous ne nous occuperons ici que des lésions des os et des articulations du poignet, laissant de côté celles des phalanges et de leurs articulations qui sont bien connues, et dont la gravité est loin d'être aussi grande.

Déjà Bauchet, dans son Mémoire sur le panaris et le phlegmon de la paume de la main, avait dit quelques mots de ces arthrites du poignet qui surviennent sourdement à titre de complication locale. Il en a donné une observation.

Chevalet, dans sa thèse, en cite deux autres sans, d'ailleurs y insister. Beaucoup de chirurgiens les ont signalées.

Nous en avons recueilli nous-même quatre cas, trois avec autopsie, l'autre où le malade a survécu.

Voici l'histoire des malades que nous avons eu l'occasion d'observer dans le service de M. Gosselin, à la Charité.

Le premier est le nommé Dubois (Lucien), dont j'ai déjà parlé précédemment (observation 10); mais en n'insistant pas sur le point spécial qui va nous occuper maintenant.

Ce malade, comme nous l'avons vu, était atteint d'une synovite suppurée de la paume de la main, suite d'une hydropisie synoviale à grains hordéiformes.

L'abcès fut ouvert le 17 mars.

C'est le 1er avril que l'on remarqua, pour la première fois, la complication grave qui survint du côté du poignet. Rien, auparavant, ne faisait prévoir ce qui allait arriver.

En un mot, début très-insidieux pour le malade et pour le chirurgien.

Voici quels furent les symptômes :

Augmentation rapide du volume transversal et antéro-postérieur du poignet, avec rougeur diffuse, surtout notable sur sa face postérieure ; douleurs spontanées presque nulles ; la pression, au contraire, en occasionne d'assez vives, et montre en même temps qu'il y a de l'empâtement.

Les mouvements de flexion et d'extension sont possibles, mais très-douloureux. Quand on les provoque, la main a la sensation d'un grand nombre d'os rugueux frottant les uns contre les autres.

Existence de mouvements de latéralité. Un abcès se forme sur le dos de la main, au niveau du carpe, à son union avec le métacarpe.

Tous ces signes se constatent dans un laps de temps relativement très-court.

Autrement dit, rapidité de la marche de l'affection.

L'état général du blessé s'aggrave ; la cubitale s'ulcère, et l'on pratique l'amputation de l'avant-bras.

Tel est le tableau symptomatique.

Voici les lésions trouvées à l'autopsie de la main malade :

En introduisant un stylet par l'incision qui a été faite au niveau du cul-de-sac supérieur de la synoviale interne, nous tombons sur une surface osseuse dénudée et rugueuse, dure, et sonnant, sous les coups qu'on imprime à l'instrument, comme un fragment d'os nécrosé.

Examen des articulations. — Dénudation complète de l'apophyse unciforme de l'os crochu et de la face palmaire de ce dernier ; plus de feuillet pariétal à ce niveau ; l'articulation de l'os crochu et du grand os est ouverte.

Les deux dernières articulations carpo-métacarpiennes sont pleines de pus, les autres sont moins atteintes, la première est saine.

Les articulations carpo-carpiennes, médio-carpiennes et radio-carpiennes sont suppurées aussi, ainsi que la radio-cubitale inférieure.

État des cartilages. — Plus de cartilages articulaires, surtout sur les surfaces articulaires les plus inférieures ; on ne voit plus que des surfaces rugueuses noirâtres, baignées par le pus (articulations médio-carpienne, carpo-métacarpienne des deux derniers).

Les interlignes carpo-métacarpiens externes ont leurs cartilages détruits seulement par endroits. Les os du carpe sont privés de leurs surfaces cartilagineuses là où ils s'adossent les uns contre les autres ; les surfaces osseuses qui remplacent les cartilages sont noirâtres, dures, hérissées de petites saillies qui les rendent rugueuses.

La radio-carpienne et la radio-cubitale inférieure sont moins malades. Elles communiquent ensemble et avec la médio-carpienne.

Leurs surfaces articulaires sont érodées et amincies par places, ce qui se traduit par un aspect bleuâtre tout spécial du cartilage de recouvrement.

Une section verticale et transversale pratiquée à travers tout le poignet osseux, depuis le tiers inférieur du radius jusqu'à l'union du carpe avec le métacarpe, montre nettement toutes ces lésions et les communications des cavités entre elles. Les os ne semblent pas malades à leur intérieur comme à la surface.

C'est donc par les articulations que le mal s'est propagé aux os.

Les ligaments articulaires, surtout les palmaires, sont réduits en putrilage, de même que les fibro-cartilages inter-osseux, notamment celui qui existe entre le scaphoïde et le semilunaire. Il n'y a plus trace de ligaments au niveau de l'articulation du grand os et de l'os crochu.

Le cartilage triangulaire perforé de la radio-carpienne fait communuiquer cette dernière avec la radio-cubitale inférieure par l'intermédiaire d'un orifice qui semble normal.

Quand on enfonce le stylet dans l'abcès du dos de la main, on arrive, en cherchant bien, sur une surface rugueuse et denudée et dans une solution de continuité qui permet l'entrée facile dans l'interligne médio-carpien au niveau de la tête du grand os.

Tels ont été les désordres observés.

Le deuxième cas que nous avons vu est celui du nommé Freuet (observation X). Le 12 mars, trois jours avant la mort, on trouva, sans grand gonflement du poignet, sans modification locale appréciable, mais au milieu d'un état général resté grave, malgré un traitement énergique, que les articulations radio-cubitale inférieure et radio-carpienne craquaient quand on leur faisait exécuter des mouvements de pronation et de supination.

Douleurs vives pendant ces mouvements provoqués.

Le sujet meurt trois jours après.

Résultats de l'autopsie : Pas de dénudation de la face antérieure du carpe osseux.

Le cul-de-sac synovial rompu au-dessous des muscles fléchisseurs dans l'avant-bras se continue avec un foyer diffus qui communique lui-même avec l'articulation radio-cubitale inférieure remplie de pus ; la radio-carpienne est prise aussi, mais n'est pas suppurée.

Cartilages des deux articulations érodés et disparus par

place, amincis en d'autres. Les autres articulations paraissent saines.

Le troisième cas que nous relatons est celui d'un malade glycosurique dont nous avons déjà donné l'observation précédemment pour ce qui concerne la synovite suppurée (observation XII).

Au point de vue qui nous occupe actuellement, voici comment les choses se sont passées : quatre à cinq jours avant sa mort, l'on constate un peu de gonflement du dos du poignet, formation d'un abcès du dos de la main.

Nous recherchons l'état des articulations du carpe. A la pression, aucune douleur ; pas de douleur spontanée non plus.

Peu de douleurs par les mouvements provoqués.

Les jours suivants, mêmes phénomènes : Gonflement et rougeur assez vive.

M. Gosselin soupçonne cependant que les articulations doivent être prises.

Etat général très-grave ; septicémie ; mort.

Autopsie des articulations et des os. — Dénudation de la face antérieure de l'os crochu, noirâtre, rugueux et très-dur, atteignant toute la concavité de l'apophyse unciforme ; ouverture de l'articulation radio-carpienne en dedans et en avant par destruction du ligament cubito-carpien.

En arrière, dénudation du scaphoïde au fond de l'abcès du dos de la main ; ouverture des articulations ; pus dans les articulations du poignet, dans toutes.

Ulcération des cartilages qui sont seulement dépolis par points ; pas de ramollissement des os. L'os crochu semble nécrosé dans sa presque totalité ; c'est lui le plus malade de tous.

Les articulations digitales sont absolument saines.

Observation XXVIII, thèse de Chevalet, 1875. — Pendant le cours d'une inflammation profonde de la paume de la main, il se développe d'une façon insidieuse une arthrite du poignet qui se traduit comme symptômes par :

Du gonflement, une douleur très-vive et des frottements rugueux comme ceux produits par deux noix, quand on fait exécuter des mouvements au poignet.

Le malade meurt peu de temps après, au milieu d'un état général grave, par embolie pulmonaire.

Le tout a évolué dans un espace de vingt jours environ.

On trouve les désordres suivants :

Suppuration de l'articulation radio-carpienne ; cartilages détruits, os érodés ; communication avec l'articulation radio-cubitale inférieure, avec les médio-carpienne et carpo-carpienne qui présentent les mêmes lésions.

Le cubitus est dénudé dans toute la moitié de sa longueur. Périostite suppurée. Rupture de l'articulation pleine de pus en arrière.

Obs. XXX (même thèse). — Panaris profond du pouce droit, phlegmon profond de la main, trajets fistuleux ; suppuration abondante, infection putride et mort.

Pendant la vie, le malade a présenté du côté des articulations du poignet les signes suivants :

Pas de gonflement du poignet, peu de douleurs, frottement rugueux pendant les mouvements provoqués.

A l'*autopsie*, synovite suppurée des deux gaînes synoviale interne et externe ; plastique par endroits dans la paume de la main. Abcès profond au-devant de l'arcade palmaire profonde formé dans la gaîne dont le cul-de-sac supérieur est éraillé.

Fusées jusqu'à la partie supérieure de l'avant-bras, entre les couches musculaires superficielle et profonde.

Les articulations radio-carpienne, cubito-radiale et carpiennes sont ouvertes à la partie antérieure et communiquent assez largement par plusieurs ouvertures avec le foyer purulent palmaire.

Les os ne sont ni rouges, ni pointillés, ni friables ; ils ont bien plutôt une teinte éburnée grisâtre et par place noirâtre ; il n'y a point de pseudo-membranes ou de dépôts plastiques dans les cavités articulaires, mais les cartilages ont été dissous, résorbés presque en totalité ; les os dénudés de ces cartilages ressemblent à des os qui auraient longtemps macéré dans l'eau. Quand on cherche à faire mouvoir les articulations, on reproduit exactement ces frottements rugueux perceptibles pendant la vie et qu'on peut comparer au frottement de deux os desséchés l'un contre l'autre.

Observation du mémoire de Bauchet (page 204). — Panaris du pouce. Phlegmon de la gaîne carpo-phalangienne externe. Mort par infection putride.

Pendant la vie, comme signes, presque rien du côté du poignet ; indolence remarquable ; symptômes locaux très-peu accentués.

A l'*autopsie*. Rupture du cul-de-sac synovial supérieur. Ouverture des articulations radio-carpienne, cubito-carpienne et carpiennes.

Nécrose superficielle des os.

La dernière observation que nous ayons à présenter est celle d'une dame qui vint à la consultation de la Charité pour une nécrose des os du carpe.

Obs. XVII. — Ehrmann, couturière, 56 ans, se fit, le 7 avril 1876, une écorchure assez profonde à la face palmaire du pouce droit.

Il se déclara immédiatement après, un phlegmon qui envahit l'éminence thénar, la paume de la main proprement dite, et l'éminence hypothénar elle-même. Le petit doigt, au dire de la malade, n'a jamais été ni gonflé, ni douloureux.

En septembre 1876, les articulations du poignet se prirent ; peu de douleurs, mais craquements par la flexion et l'extension provoqués, et mouvements de latéralité.

Il s'établit des fistules, une à la face palmaire, l'autre à la face dorsale de la main.

Par les deux on arrivait sur les os à nu.

La dorsale s'est refermée depuis.

Voici ce que nous constatons aujourd'hui :

Raideur absolue du poignet.

A sa face antérieure une fistule bourgeonnante qui donne continuellement issue à du pus. Elle est située du côté interne, et quand on y entre le stylet, celui-ci vient tomber sur un fragment dénudé et mobile.

C'est donc à un séquestre que l'on a à faire.

Main en griffe.

M. Gosselin conseille à la malade de se faire enlever la partie osseuse mortifiée.

Tels sont les documents que nous avons recueillis pour faire l'histoire de ces arthropathies si graves compliquant les suppurations aiguës de la paume de la main et du poignet.

Nous pourrions encore en ajouter d'autres ; mais les observations ne sont pas assez détaillées pour qu'elles aient grande valeur. Tel un cas cité dans la thèse d'agrégation de Legouest, 1857, où il est dit que dans le cours d'une synovite suppurée il survint une arthropathie secondaire.

Dans toutes les observations que nous avons recueillies, un premier point est remarquble, c'est le début insidieux de la complication. Elle survient sans que le malade ressente de grandes douleurs spontanées, sans qu'il y ait le plus souvent un gonflement considérable du poignet, comme cela arrive en général dans les arthrites suppurées, soit primitives, soit secondaires.

Ce début se rapproche un peu par ce caractère du début de l'arthrite de la pyohémie.

Peu de symptômes locaux extérieurs. Les douleurs sont assez souvent légères ou même nulles, de telle sorte que rien n'éveille l'attention du chirurgien.

Le gonflement n'est pas très-considérable. Le signe essentiel est cette crépitation spéciale perçue très-rapidement et qui le plus souvent met sur la voie de l'affection, ignorée jusqu'alors.

Nous avons vu qu'elle était comparable au frottement de deux os l'un contre l'autre.

Les mouvements provoqués sont généralement douloureux, et quand toutes les articulations sont prises l'on voit survenir des mouvements anormaux de latéralité pour celles du poignet.

Un état général grave accompagne presque toujours cet ensemble de symptômes, soit locaux, soit fonctionnels.

La marche de la lésion est en général très-rapide, puisque nous voyons dans un de nos cas, celui de Freuet, le malade mourir trois jours après le début constaté des accidents, et déjà les articulations sont remplies de pus et privées de leurs cartilages articulaires par places ; de même pour les cas de Carton. Dans le cas de Dubois, la lésion évolue en quinze jours environ.

La terminaison, quand l'amputation n'a pas été pratiquée, est presque constamment fatale.

5 fois sur 7 la mort est survenue ; une fois on a pu pratiquer l'amputation à temps, encore le malade a-t-il été emporté par une phthisie rapide ; dans le 7e cas, nous retrouvons la malade un an après l'explosion de sa synovite, avec un poignet ankylosé et fistuleux, contenant un séquestre mobile. C'est dire combien le pronostic présente de gravité.

Au point de vue de l'anatomie pathologique, il est impossible de ne pas être frappé de la similitude des lésions observées.

Os durs, éburnés, noirâtres à la périphérie, présentant une ou des surfaces articulaires absolument ou partiellement privées de cartilages ; destruction des ligaments et des fibro-cartilages.

Outre cela, ouverture des articulations pleines de pus en

divers points, à la face antérieure et à la face postérieure; communication avec les foyers de suppuration développés, soit primitivement, soit consécutivement.

Telle est la physionomie générale des parties lésées.

Un mot maintenant sur la pathogénie ?

Quelle peut être la cause des arthropathies secondaires.

Reportons-nous aux rapports des synoviales palmaires avec le carpe et les os du poignet.

Au niveau de la gouttière carpienne union intime du feuillet pariétal, surtout le long des parois interne et externe, avec les ligaments et le périoste de la face antérieure des os du carpe.

Il est presque impossible de séparer le feuillet séreux de l'os crochu en dedans, du trapèze en dehors.

Insistons surtout sur le rapport intime du feuillet pariétal de la synoviale avec l'os crochu. Ce dernier et le périoste de ces os ne font pour ainsi dire qu'une seule membrane. La destruction de l'un s'accompagne toujours de la destruction de l'autre.

On comprend très-bien que, la synoviale étant enflammée et suppurée, il y ait propagation directe par le périoste et les ligaments aux os et aux articulations qui, dans cette région, communiquent en grande partie entre elles.

La périostite suppurée au niveau des points où l'adhésion est intime explique les points nécrosés. Cette manière de voir est surtout confirmée par l'observation de Dubois : os crochu et grand os dénudés; ouverture directe de l'interligne médio-carpien; communication avec le foyer purulent primitif; propagation aux autres articulations.

C'est ce que nous trouvons encore dans l'observation XXX de la thèse de Chevalet, où plusieurs ouvertures faisaient communiquer l'abcès profond avec les cavités articulaires.

Il semble que ce soient des ostéo-arthrites par propagation et par irruption du pus dans les cavités des articulations.

Nous dirons, en terminant l'observation pathologique sur ce point, que dans presque toutes les autopsies relatées on a trouvé l'os crochu surtout atteint. C'est lui qui, d'après les lésions, paraît le plus rapidement altéré, et cette prédilection s'explique quand on se rappelle ce que nous disions tout à l'heure de ses rapports avec la synoviale.

Nous n'aurons que que peu de chose à dire relativement au traitement.

La plupart du temps l'amputation sera nécessaire, et il faudra la pratiquer avant que le malade soit épuisé par la suppuration ou pris d'une autre complication.

Pour terminer cette étude, résumons en quelques lignes ce que nous venons de décrire.

Il survient dans les cas de phlegmasies profondes de la paume de la main et du poignet, sourdement, presque à l'insu du malade et quelquefois du chirurgien, au début du moins, des lésions très-graves du côté des os et des articulations; un signe domine tous les autres : le frottement rugueux des surfaces osseuses dénudées et érodées.

Marche très-rapide et presque toujours fatale.

Le plus souvent indication d'amputer quand l'opération présente encore quelques chances de succès.

INDEX BIBLIOGRAPHIQUE

PARTIE ANATOMIQUE.

FOURCROY. Mém. Acad. royale, 1775.
MONRO. Description of the bursœ mucowe, 1788
BICHAT. Traité d'anatomie générale, 1801.
LEGUEY. Th. Paris, 1837.
MALHIEURAT LAGÉMARD Gaz. méd., 1839, p. 276.
MARCHAL DE CALVI. Th. d'agrég., 1839.
VELPEAU. Recherches sur les cavités closes naturelles et accidentelles, Paris, 1843.
GOSSELIN. Bulletins de l'Académie de médecine, 1850.
MICHON. Th. concours. Clinique chirurg., 1851.
FOUCHER. Tumeurs synoviales. Gaz. hebdomad., 1855.
LEGOUEST. Kystes synoviaux du poignet et de la main. Th. concours, 1857.
— Traités classiques d'anatomie descriptive et chirurgicale.
FARABEUF. Thèse d'agrégation 1876.

HISTOLOGIE.

SCHWEIGER SEIDEL et LUDWIG. Dicœ lymphgefässe des fasciennd sehnen, 1872. Revue des Sc. méd., t. I et II.
CARL SACHS. Nerfs des tendons. Arch. Dubois Raymond, dans Rev. des Sc. méd. t. VIII.

PARTIE PATHOLOGIQUE.

MICHON. Ouvrage déjà cité.
LEGOUEST. Ouvrage déjà cité.
BAUCHET. Du panaris et du phlegmon de la main, 2e édit. Paris, 1859.
CAZANOU. Th. Paris, 1866.
GOSSELIN. Clinique chirurg. de la Charité. Paris, 1876.
CHASSAIGNAC. Traité de la suppuration. Paris, 1869.
DOLBEAU. Bull. de thérap., 1872, 29 fév.
CHEVALET. Th. de Paris, 1875.

EXPLICATION DES PLANCHES.

Planche I.

FIGURE 1. — Coupe transversale du poignet au niveau du cul-de-sac supérieur des synoviales palmaires.

a. Coupe du radius.
b. Coupe du carpe.
c. Synoviale externe.
d. Synoviale interne.
e. Nerf médian.
(Demi schématique).

FIG. 2. — Coupe transversale au niveau du ligament annuel antérieur du carpe.

a. Synoviale externe.
b. Synoviale interne.
c. Nerf médian.
d. Loge prétendineuse.
e. Loge intertendineuse.
f. Loge rétrotendineuse.
(Demi schématique).

FIG. 3. — Repli ou lamelle synoviale séparant le tendon superficiel du petit doigt du tendon profond.

a. Tendon superficiel.
b. Tendon profond.
c. Lamelle séreuse.

FIG. 4. — Rapports de la synoviale carpo-phalangienne interne avec les tendons fléchisseurs du petit doigt à leur entrée dans celui-ci.

a. Tendon superficiel.
b. Tendon profond.
c. Arcade fibreuse.
d. Stylet qui longe le tendon superficiel et est arrêté au niveau du cul-de-sac palmaire inférieur.
e. Stylet qui longe le tendon profond et va de la paume dans le petit doigt en passant entre les deux tendons.

Planche II.

Fig. 1. — Replis semi-lunaires supérieur et inférieur de la grande synoviale interne.

Vue par la face postérieure, les métacarpiens sont enlevés.

a. Repli semi-lunaire inférieur.

b. Repli semi-lunaire supérieur.

Fig. 2. — Anastomoses des tendons de l'annulaire et du médius.

Planche III.

Montrant comment tous les tendons fléchisseurs sont en dehors de la synoviale, excepté ceux du petit doigt et le tendon profond de l'index qui a une gaine spéciale; les tendons de l'annulaire (le profond) y sont en partie.

Planche I.

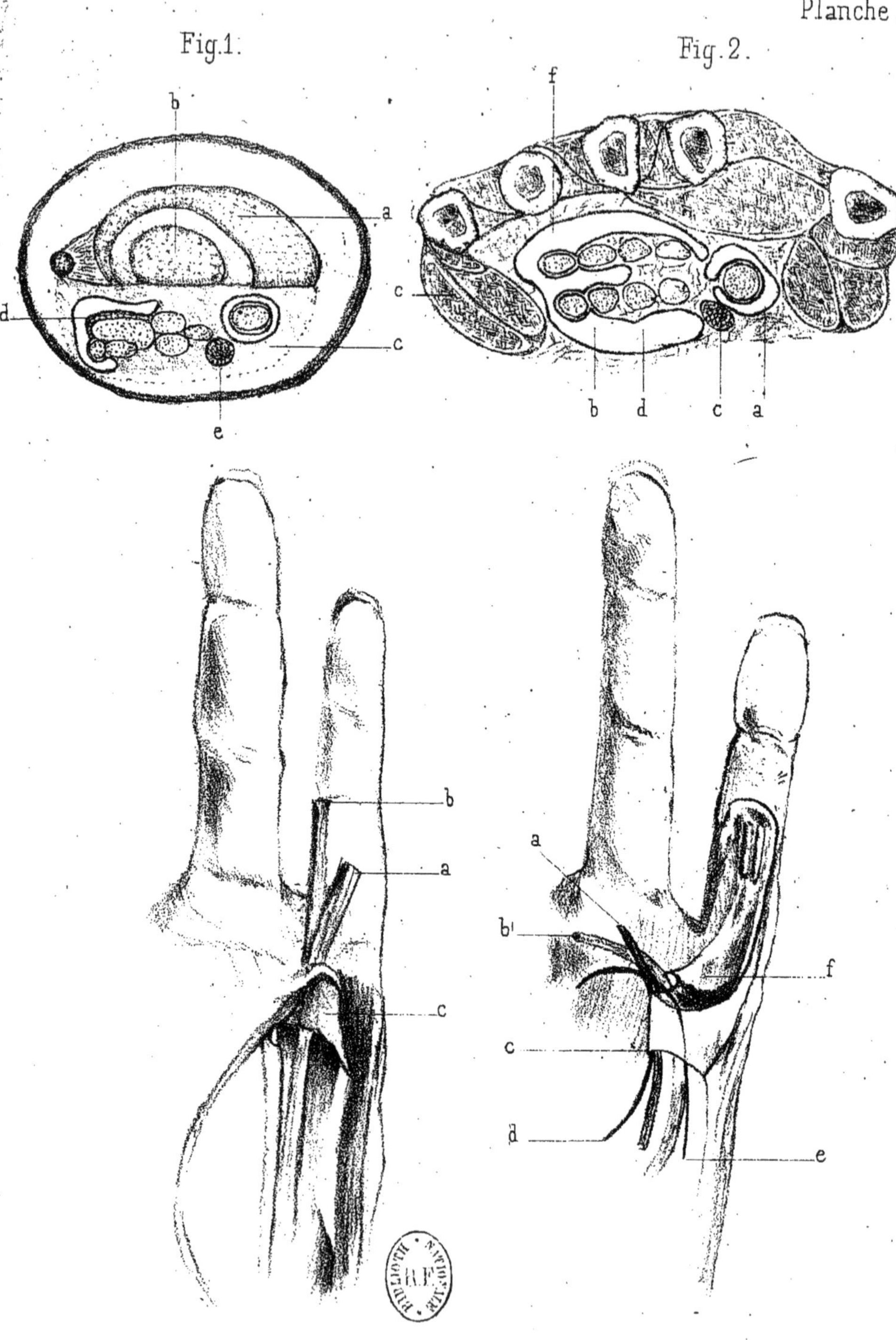

Ed. Schwartz del et lith.

Imp. Becquet Paris

Planche II

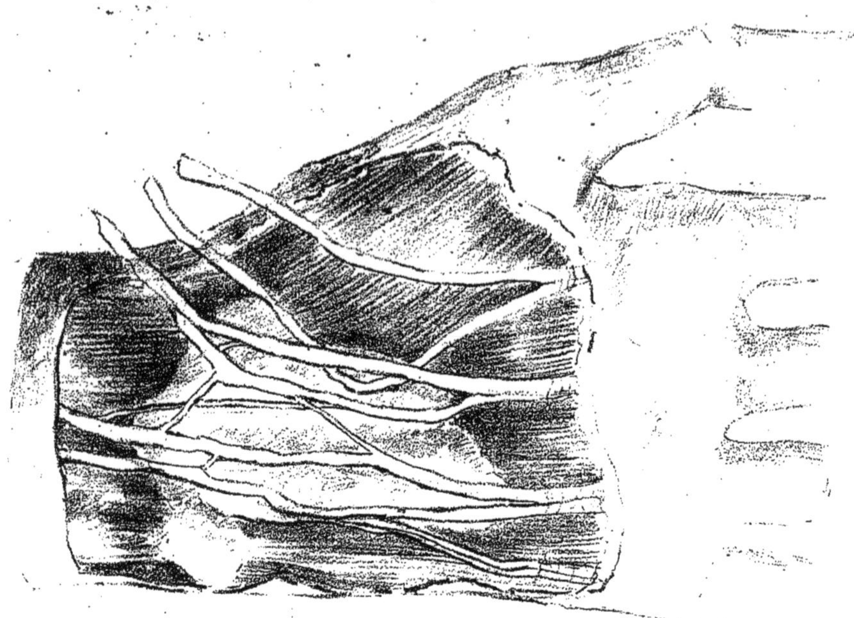

Fig. 2.

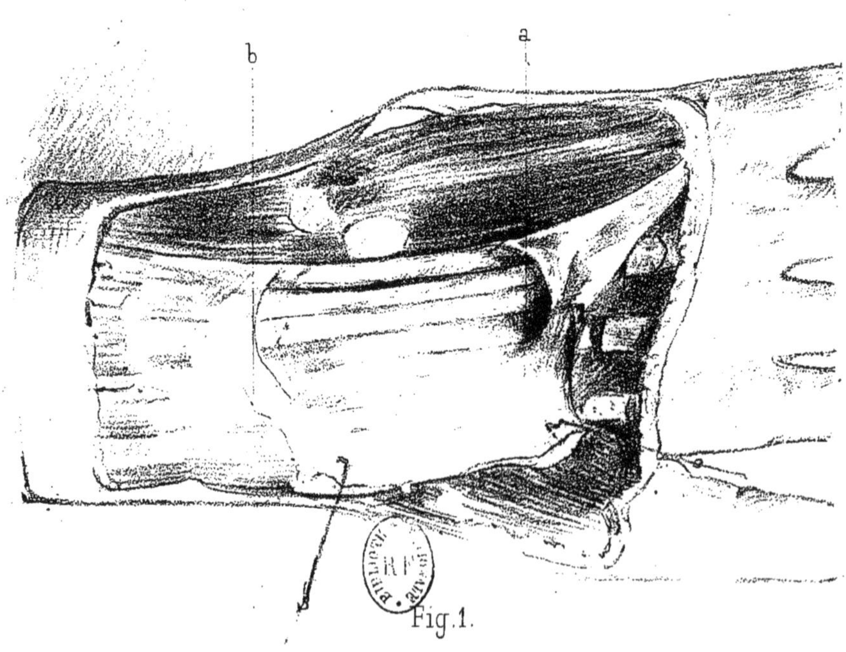

Fig. 1.

P. Reynier del et lith. Imp. Becquet Paris

Planche. III.

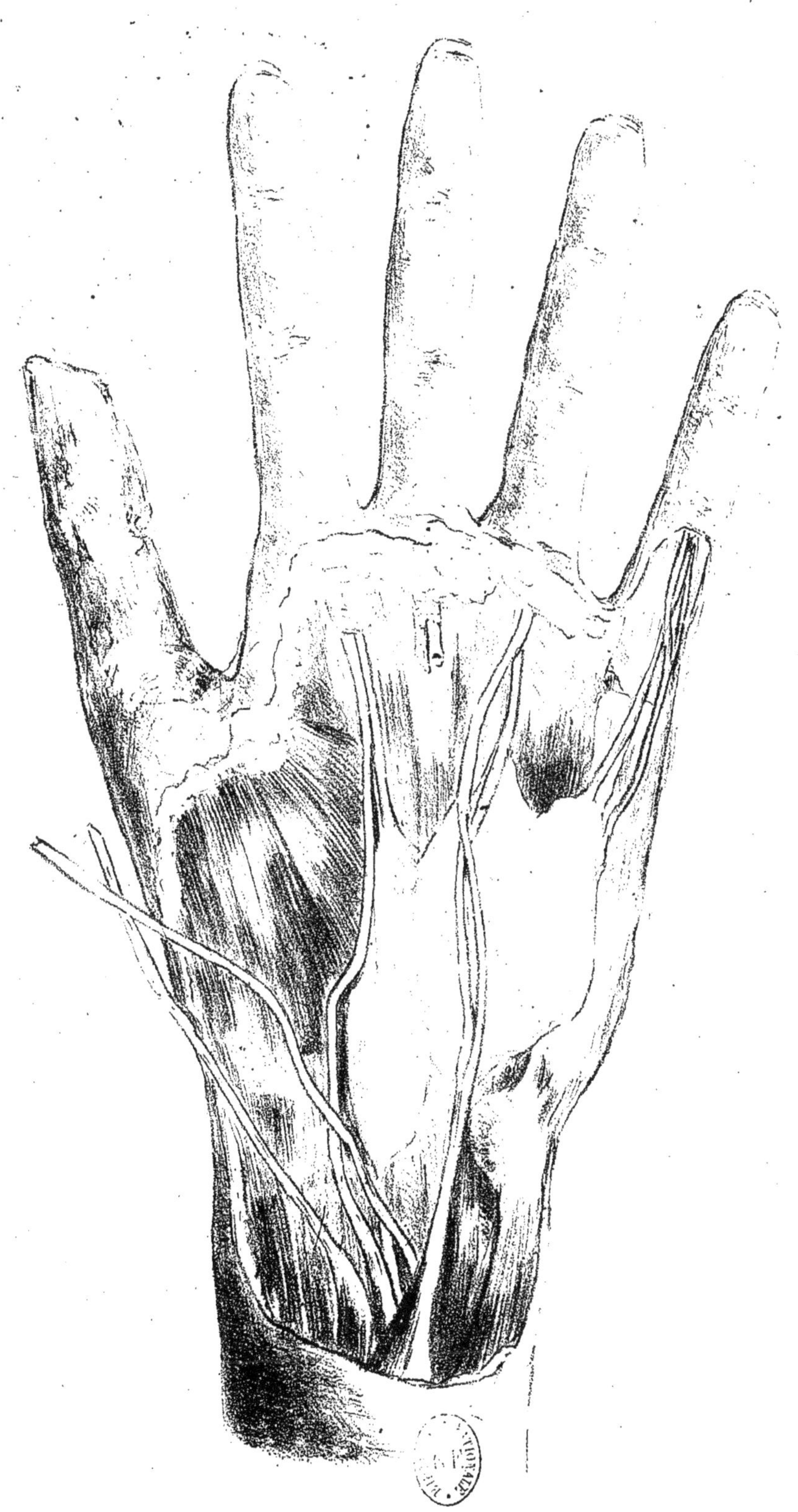

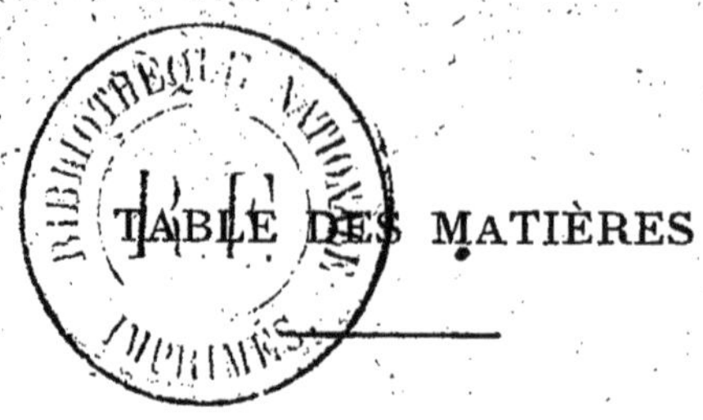

TABLE DES MATIÈRES

Paris. — A. PARENT imprimeur de la Faculté de Médecine, rue M.-le-Prince, 29-31.

ANGER. **Nouveaux Éléments d'anatomie chirurgicale,** par Benjamin ANGER, professeur agrégé de la Faculté de médecine de Paris, 1869, ouvrage complet, 1 vol. in-8 de 1055 pages, avec 1079 figures et atlas in-4. de 12 planches dessinées d'après nature, gravées et imprimées en couleur, cartonné. 40 fr.
— *Séparément*, le texte, 1 vol. in-8. 20 fr.
— *Séparément*, l'atlas, 1 vol. in-4. 25 fr.

BEAUNIS et BOUCHARD. **Nouveaux Éléments d'anatomie descriptive et d'embryologie.** 2e *édition*, 1873, 1 vol. gr. in-8, xvi-1101 pages, avec 421 figures dessinées d'après nature, cartonné. 18 fr.

BEAUREGARD. **Des difformités des doigts** (dactylolyses). Dactylolyses essentielles (Aïnhum), dactylolyses de cause externe ; étude de séméiologie, 1875, in-8, 110 pages, avec 6 planches. 4 fr.

CADIAT (O.). **Cristallin,** anatomie et développement, usages et régénération, 1876, in-8 de 80 pages, avec 2 planches. 2 fr. 50

CADIAT. **Étude sur l'anatomie normale et les tumeurs du sein** chez la femme. Paris, 1876, in-8 de 60 pages, avec 3 planches et 20 figures lithographiées. 2 fr. 50

CHAUVEL. **Précis d'opérations de chirurgie,** 1877, in-18 jésus, 692 p., avec 281 fig. dessinées par le Dr E. CHARVOT. 6 fr.

DEMARQUAY. **De la régénération des organes et des tissus** en physiologie et en chirurgie, 1873, 1 vol. gr. in-8 de VIII-328 p., avec 4 planches comprenant 16 fig. lithographiées et chromolithographiées. 16 fr.

DESPRÈS. **La chirurgie journalière,** leçons de clinique chirurgicale professées à l'hôpital Cochin, 1877, 1 vol. gr. in-8, 691 pages, avec fig. intercalées dans le texte. 10 fr.

GILLETTE. **Chirurgie journalière des hôpitaux de Paris.** Répertoire de thérapeutique chirurgicale, 1878, in-8 cart. XVI-772 pag., avec 662 fig. dans le texte. 12 fr.

GOSSELIN (L.). **Clinique chirurgicale de l'hôpital de la Charité,** 3e *édition*, 1878, 3 vol. in-8, avec figures. 32 fr.

GOSSELIN. **Recherches sur les kystes synoviaux** de la main et du poignet, 1852, in-4. 2 fr.

HUMBERT (G.). **Étude sur la septicémie intestinale,** accidents consécutifs à l'absorption des matières septiques par la muqueuse de l'intestin, 1873, in-8, 106 pages. 2 fr. 50

LEDENTU. **Des anomalies du testicule,** 1869, in-8, 168 pages avec fig. 3 fr. 50

LEGENDRE. **Anatomie chirurgicale homolographique,** ou Description et figures des principales régions du corps humain représentées de grandeur naturelle et d'après des sections planes faites sur des cadavres congelés, 1858 in-fol. de 25 pl. avec un texte descriptif et raisonné. 20 fr.

MARCHAND (A.-H.). **Étude sur l'extirpation de l'extrémité inférieure du rectum,** 1873, in-8 de 124 pages. 2 fr. 50

RICHELOT (L.-G.). **De la péritonite herniaire** et de ses rapports avec l'étranglement, 1874, in-8 de 88 pages. 2 fr.

ROBIN (Ch.). **Anatomie et physiologie cellulaires,** ou des cellules animales et végétales, du protoplasma et des éléments normaux et pathologiques qui en dérivent. Paris, 1873, 1 vol. in-8 de 640 pages avec 83 fig., cart. 16 fr.

VALTAT. **De l'atrophie musculaire** consécutive aux maladies des articulations. Étude clinique et expérimentale, 1877, in-8, 156 pages. 3 fr.

Paris. — A. PARENT, imprimeur de la Faculté de Médecine, rue M.-le-Prince, 29-31.

www.ingramcontent.com/pod-product-compliance
Ingram Content Group UK Ltd.
Pitfield, Milton Keynes, MK11 3LW, UK
UKHW020240220726
13923UKWH00002B/757